はじめに

ルノワールやモネの絵画で楽しく簡単に視力がよみがえる！

近眼、老眼、乱視などになると「もう、これは治らない」とあきらめている人が、世の中には多いように思います。決して、そうではありません。

病的な疾患を持っていて、それが原因の視力低下ですと、これは、その方面の治療を受ける以外にありません。しかし、そうでなければ、いくらでも視力回復の方法はあります。本書で紹介するのも、そのひとつです。

目も、筋肉によって動く生物器官である以上は、適度の筋肉トレーニング（この場合は、目を上下左右に動かす眼筋のトレーニング）によって強化することが十分に可能なのです。

しかし、何であれ、筋トレは、よほど意志が強くないと続けられません。

本書では世界の名画をトレーニング材料として用い、何度となく、くり返し見ても飽きることのない絵画の特性を最大限に活用して、視力回復の方法を工夫してみました。毎日好きな絵画を見ることで、必ずや目がよくなっていくはずです。

若桜木虔

1日1回見るだけ　目がどんどんよくなる世界の名画／目次

PART 1 いくつになっても、目はよくなる！

1日1回見るだけ

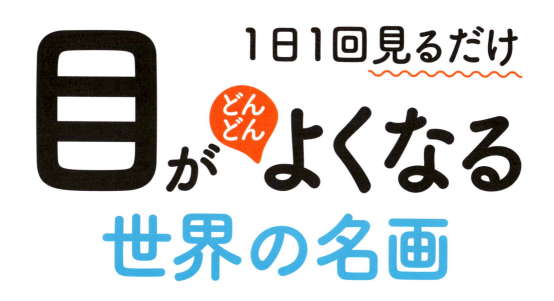

目がどんどんよくなる

世界の名画

Ken Wakasaki
若桜木虔

青春出版社

PART 2

見るだけ！　名画で目がみるみるよくなる

カバー写真、本文絵画提供…アフロ　／　本文デザイン…青木佐和子　／　本文イラスト…ひらのんさ

PART 1

いくつになっても、目はよくなる！

自分の力で〝視力回復〟できる理由

眼球を動かす「6つの眼筋」

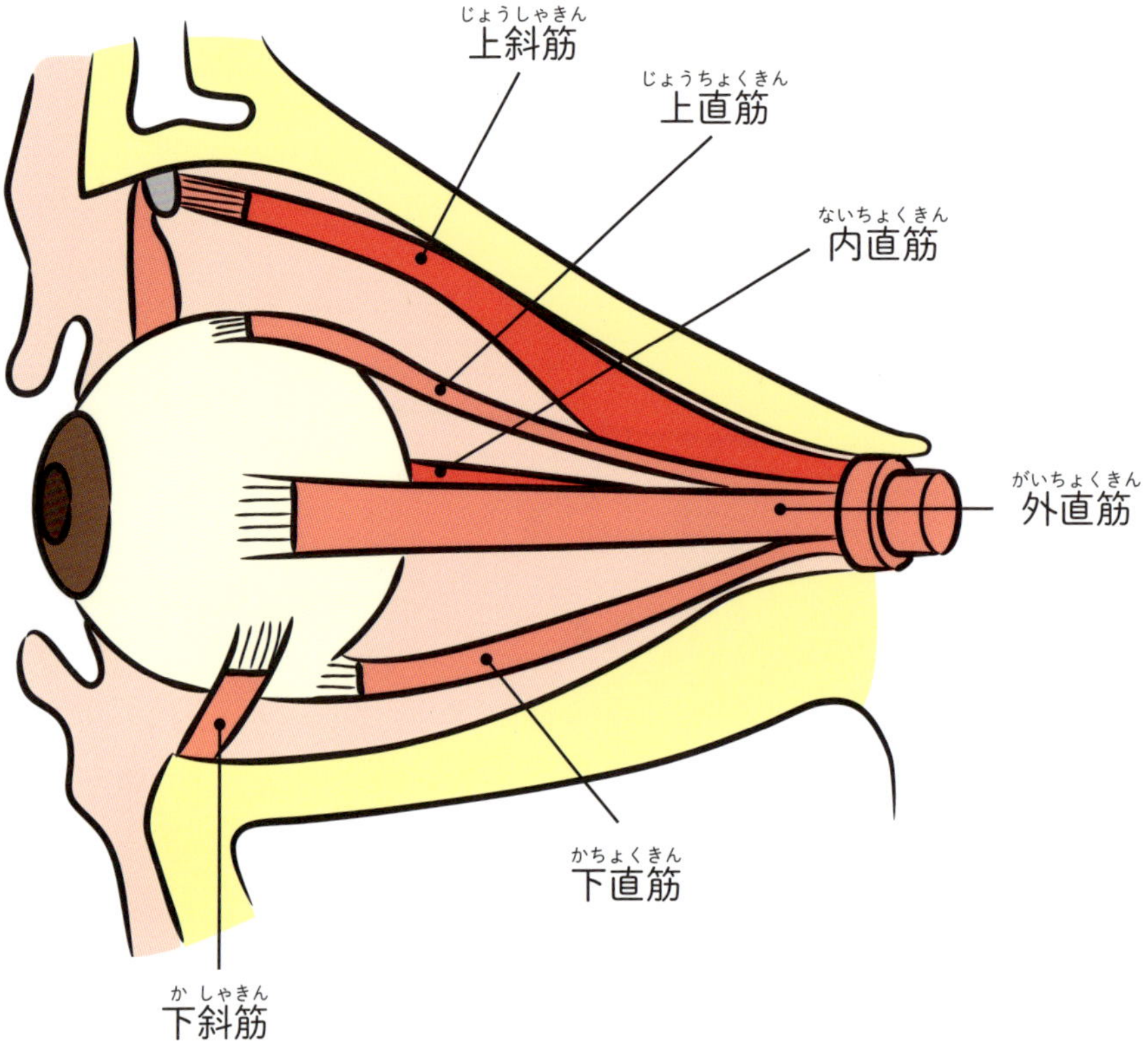

＊目を真横から見たとき

悪くなった目は、もう治らないと思っていませんか？

目は1度でも悪くなったら、それきりよくならないと思っている人が多いのですが、決してそんなことはありません。

目が悪くなる原因は、眼球を動かす6つの眼筋（内直筋・外直筋・上直筋・下直筋・上斜筋・下斜筋）と、ピントを調節する「毛様体筋」が衰えることにもあるからです。

目はカメラに似た構造をしています。レンズに相当するのが「水晶体」で、これを厚くしたり薄くしたりするのが毛様体筋。毛様体筋が水晶体の厚みを変え、ピント調節をし、フィルムである「網膜」にはっきりとした絵を映すことで、光として目に入った情報をかたちや色として、見ることができます。

しかし、眼筋の「筋肉衰弱」が起こると、

よく見える目の場合

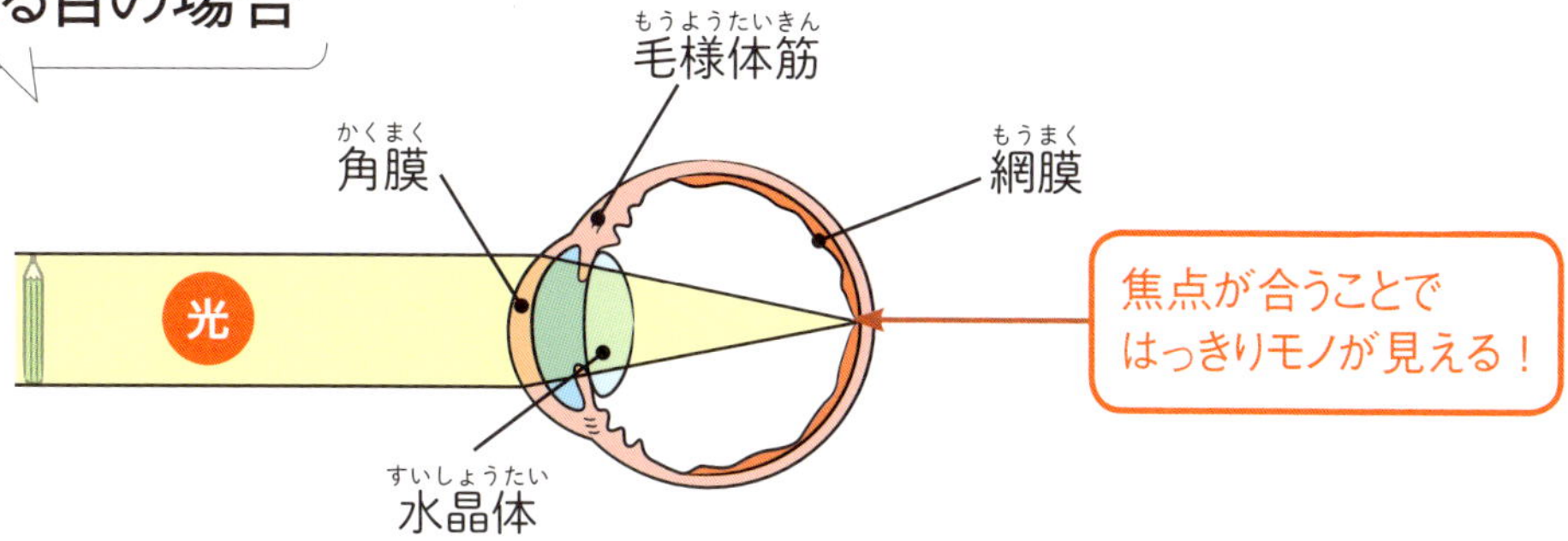

近視・老眼などの場合

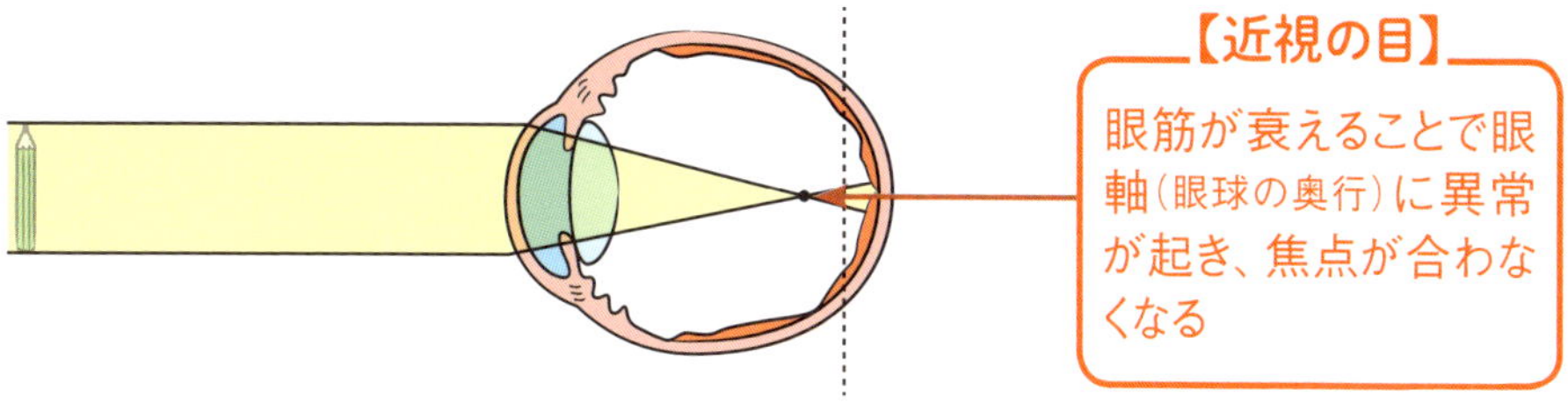

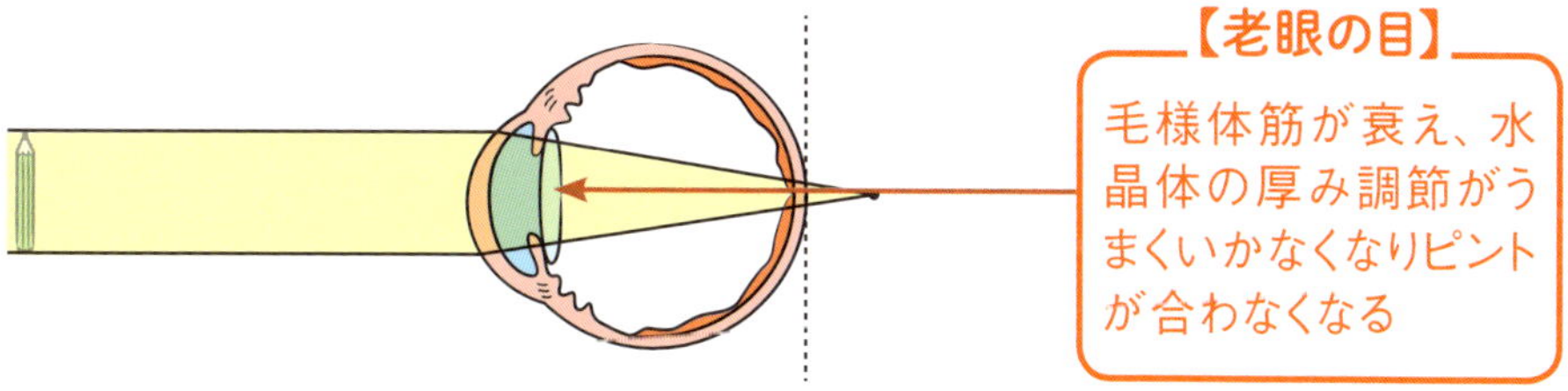

網膜に結ぶ画像がピンボケ状態になってしまいます。これが近視や遠視、老眼です。また、乱視は、６つの眼筋の衰弱状態にアンバランスが生じ、それが原因で、眼軸に異常や狂いが起き、網膜に結ぶ画像が歪む現象です。

眼筋は筋肉なので、自分で適度なトレーニングをすれば、視力は回復できます。

特に学童年齢のお子さんですと、まだ筋肉の衰弱やアンバランスが始まってからの時間が短いので、回復しやすいのです。スポーツでも、子どもの頃に始めると筋肉が順応しやすいので上達が早く、大人になってから始めるのと、上達の度合いが異なります。

視力を回復させる筋トレも、全く同じです。早く始めれば始めるほど、あっという間に上達（この場合は視力回復）します。スポーツの上達に個人差があるように、視力回復も個人差がありますが、全く上達しない（回復効果なし）ということは、まず、ありません。

知らないうちに、目はどんどん悪くなっています

思い当たることがあれば、視力低下が進んでいる可能性が……

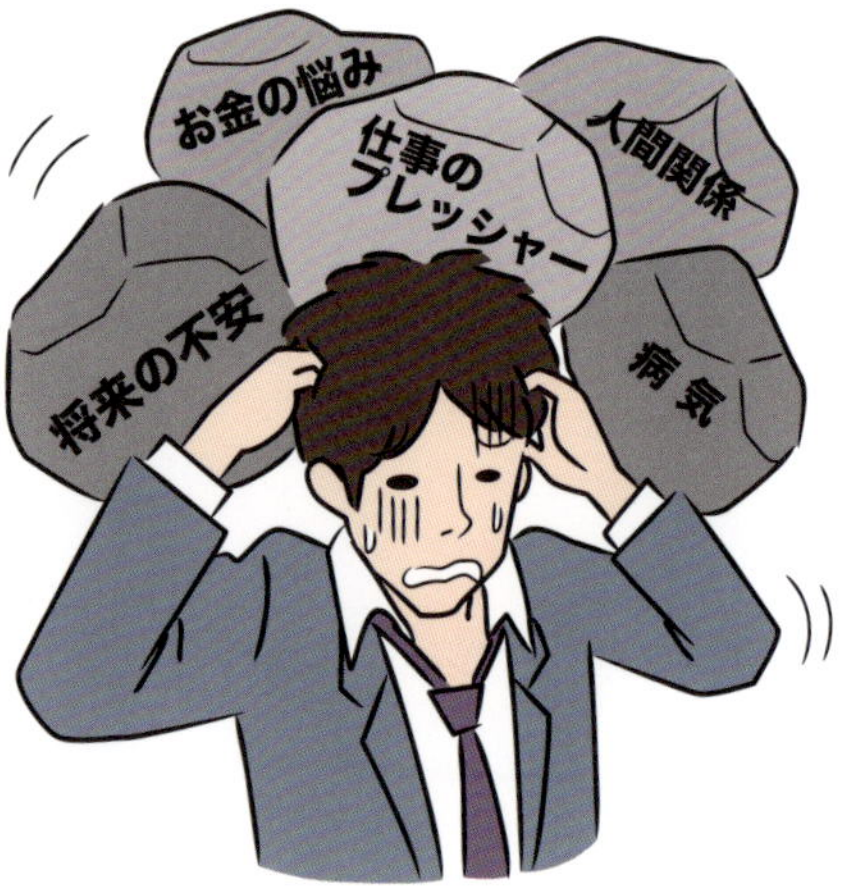

仕事や人間関係など、
ストレスが絶えない

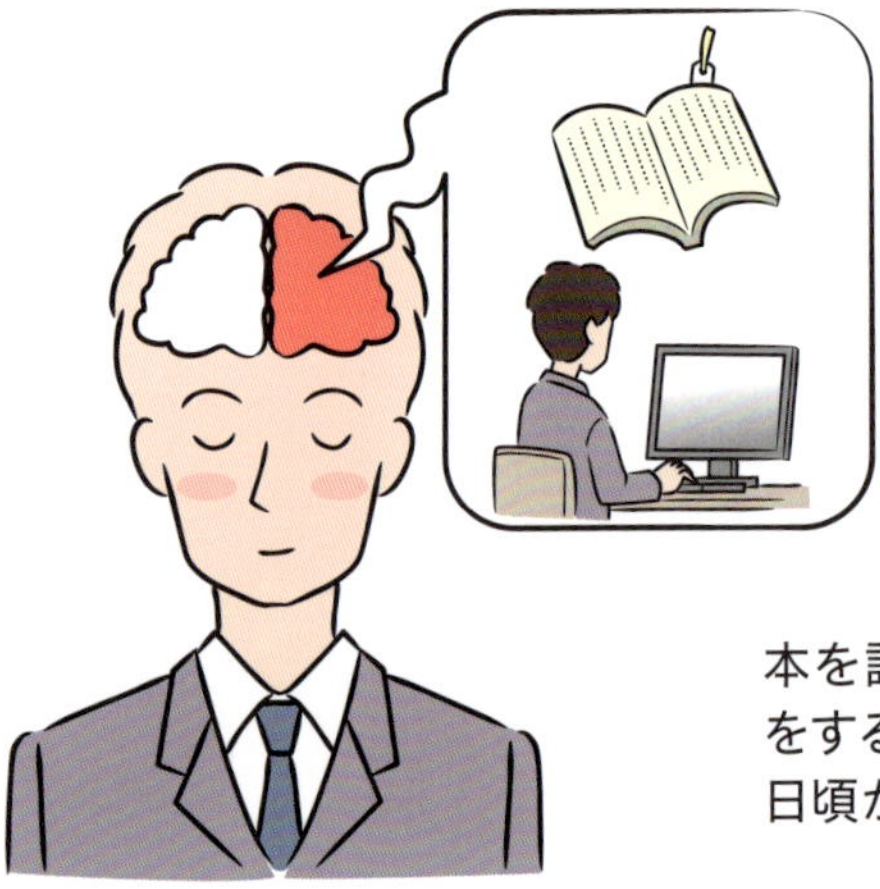

本を読む、計算をする、事務仕事
をする……など
日頃から左脳を使うことが多い

目を酷使せざるを得ない現代社会

現代社会は、視力低下が進みやすい悪要素が、至るところにあります。目が悪くなる代表的な要因を3つあげましょう。

ひとつ目は、携帯電話、スマホ、パソコン、ゲーム専用機器などを使う時間が長く、近くばかりを見ていて、ほとんど遠くを見ない生活をしていることです。

スマホやパソコンを見ているときは、目を使っていますが、眼筋はほとんど動かしていません。使わない眼筋はどんどん衰えていき、それにともなって視力は低下していきます。

ふたつ目は、現代社会では至るところに精神的なプレッシャーを感じさせる要素があふれているという点です。

ストレスを長期間にわたって受けつづける

肩コリ・首コリがひどい

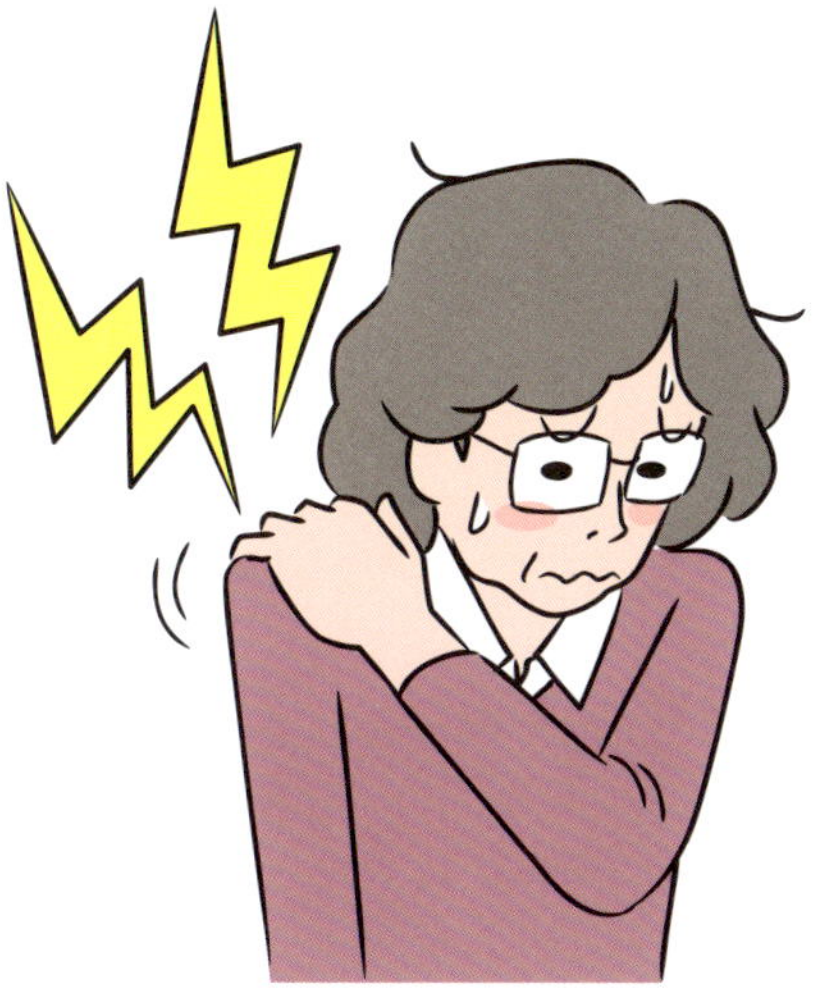

空き時間があれば、スマホをチェックしてしまう

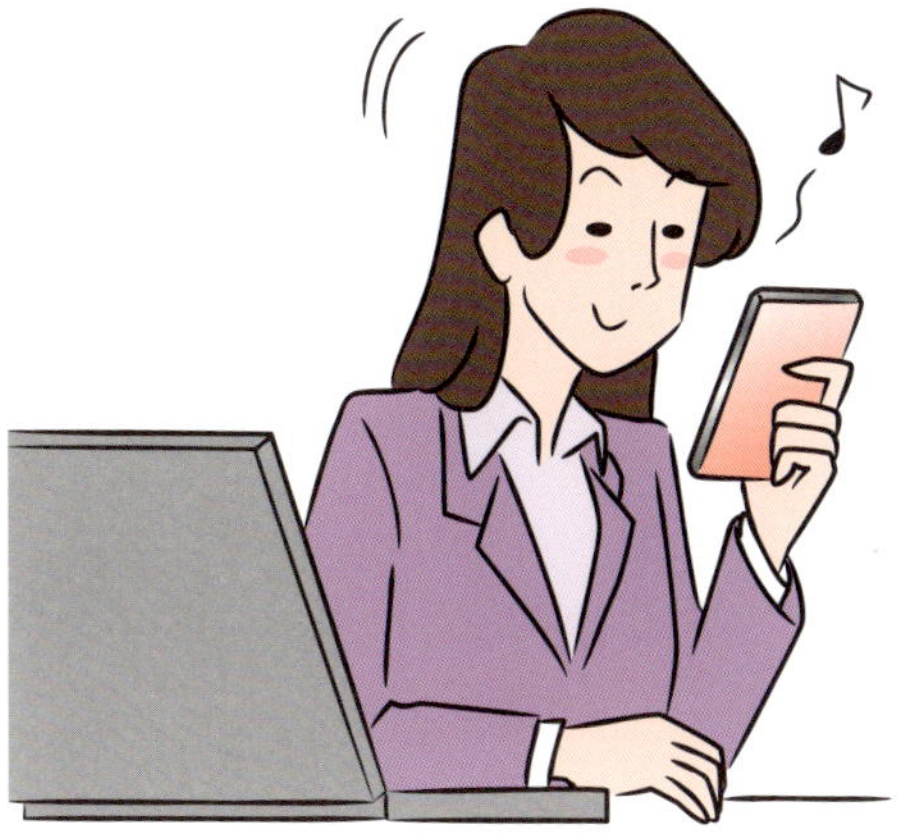

デスクワークが多く、日々パソコンに向かっている

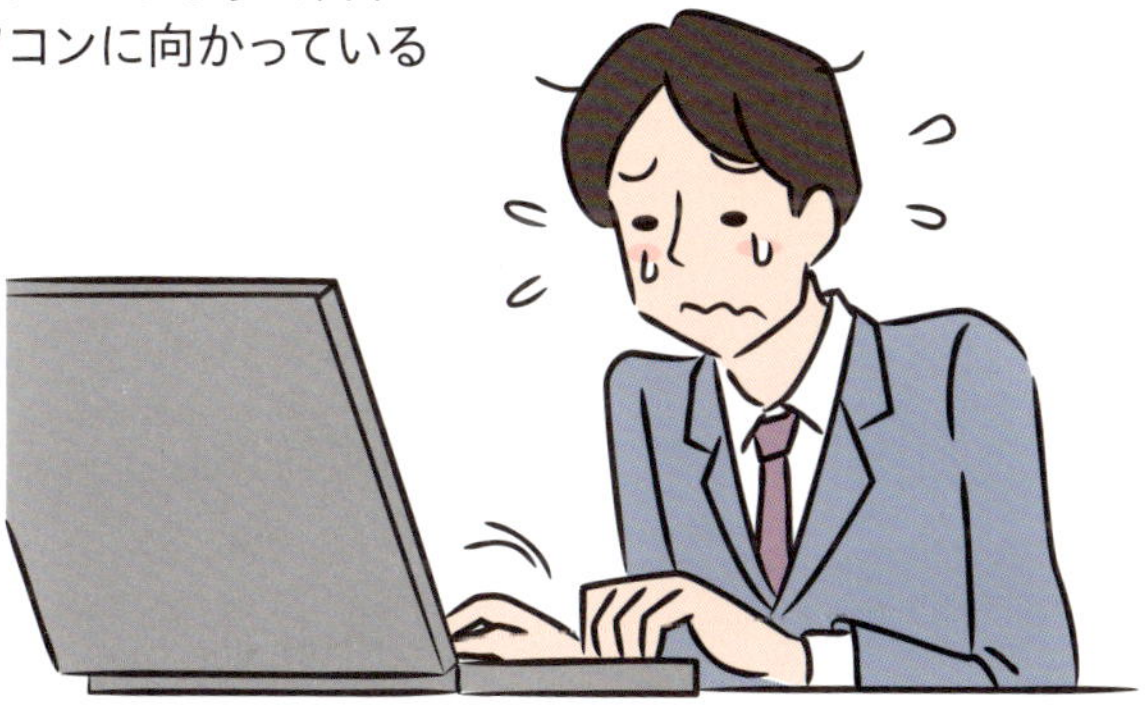

と、血流や胃腸の働きなど、私たちの体の機能を司《つかさど》る自律神経が変調をきたします。自律神経には交感神経と副交感神経があり、ストレスを感じるときに優位になるのが、交感神経です。ストレスを感じて交感神経ばかりが過剰作動状態になると、毛細血管が細く収縮した状態が続きます。その結果、全身で血行不良が起きるのです。血行不良によって、眼球に送られる酸素が減り、視力が低下します。このような場合は、血流が悪いため、肩や首が凝っていることが多々あります。

３つ目の要因としてあげられるのは、現代では左脳を偏って使うことが多いということです。常に論理的な思考をし、文字情報ばかり見る生活をしていると、左脳偏重型になります。すると、狭い範囲に極度に神経を集中させるようになるので、視野狭窄《きょうさく》が起き、これがまた視力低下につながります。目の中の網膜には画像が映っているのに、脳が「必要なし」と判断してシャットアウトし、見えなくするのが、視野狭窄です。

「視野の狭まり」が、視力低下に拍車をかける！

「狭くなった視野」でこわい思いをする前に

日々の生活の中で、視野が狭くなる理由は、本、スマホ、パソコンなど、狭い領域を長時間見つづけることにあります。

狭い範囲ばかり見ることに慣れてくると、「網膜には映っているのに、不必要と見なして意識の中から除外してしまう」視野狭窄が起きます。本当は見えるのに、狭い範囲だけ見る目の使い方が習慣となり、見えるはずのものも見えなくなり、結果的に視力が低下します。病変による視野狭窄でない限り、これはトレーニングによって回復できます。

視野が狭いままだと、視力低下のほかに、日常生活においてよくない事態に遭遇する危険があります。たとえば、交差点で曲がってくる自動車や自転車にぶつけられるといった

視野の広さチェック

人差し指が目の前20～30センチぐらいの位置にくるように、顔の前で手を合わせます。合わせた手を徐々に左右に開きましょう。

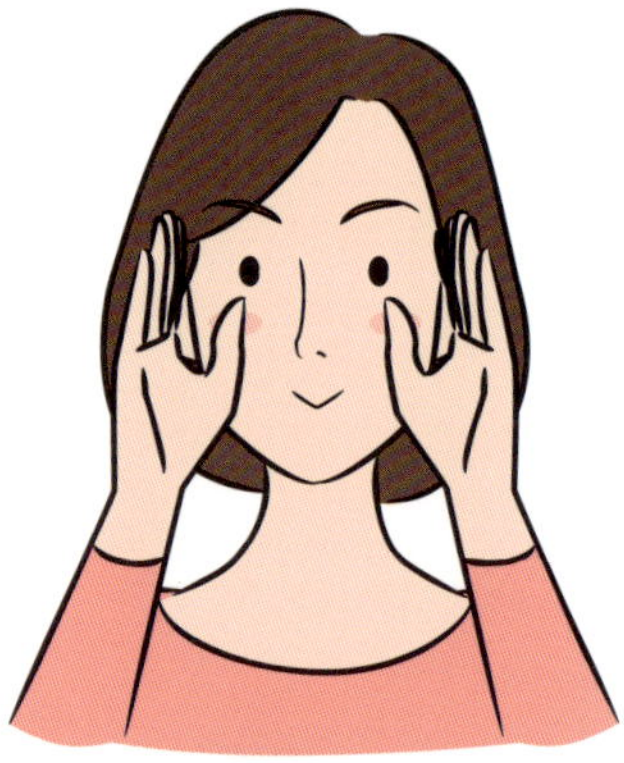

両手を顔の横あたりまで開いたら、こぶしを握って、人差し指だけを立てます。手を左右に開きながら、真正面を向いたまま、両方の指の先端を見てください。どこで、指先がボヤけるか、確認しましょう。

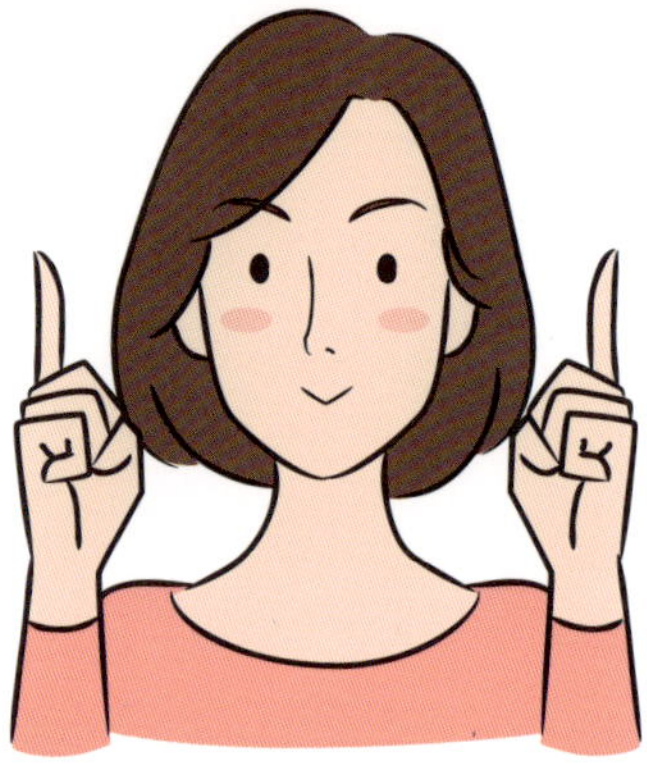

両手が鼻を中心として160度より開いたところまで見られれば、視野は十分広いといえます。
それ以下の場合は、視野が狭くなっています。

視野が広くなると、こんなにいいことが！

曲がってくる自動車や自転車にぶつけられるなどの貰い事故を防げるように

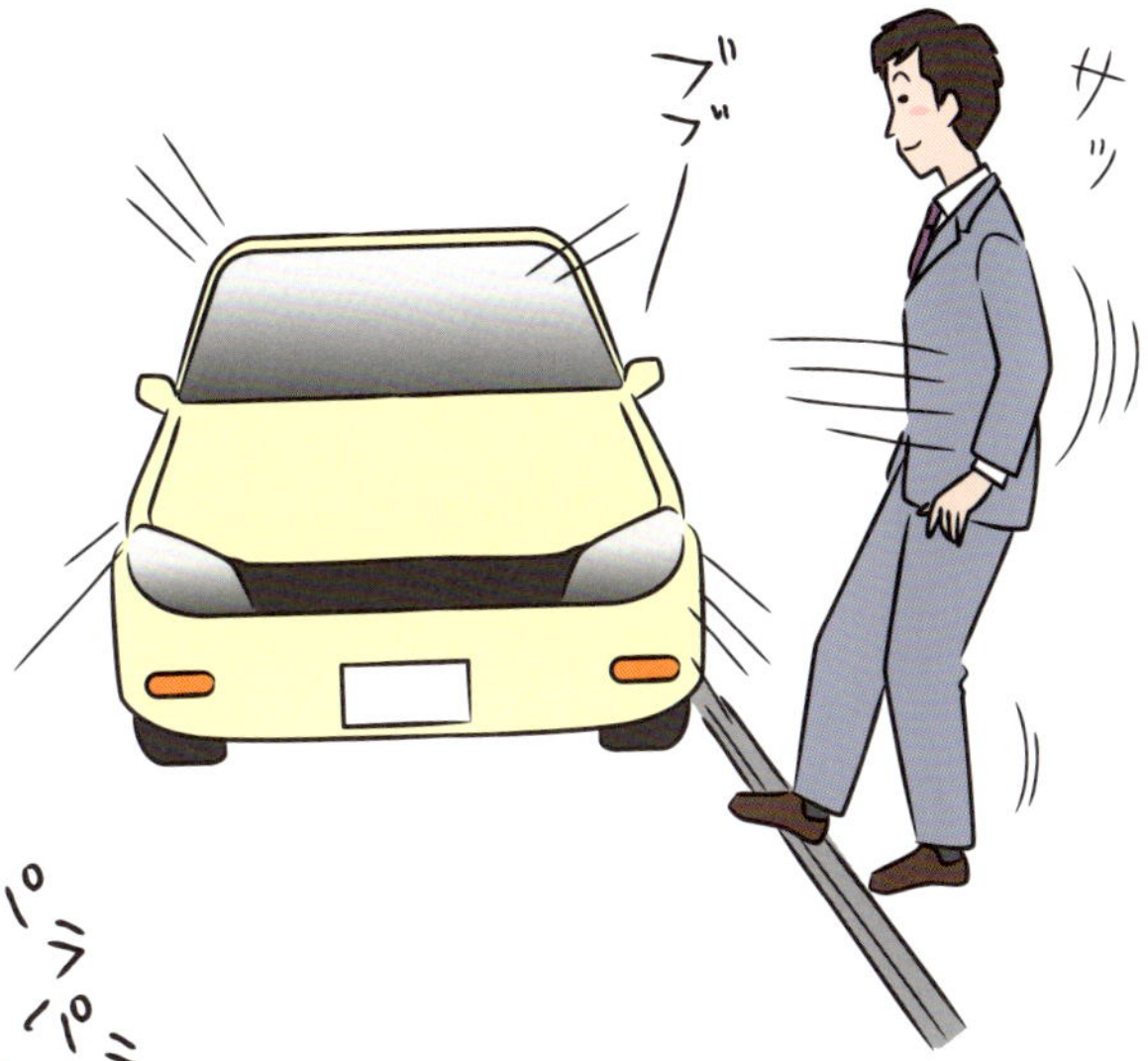

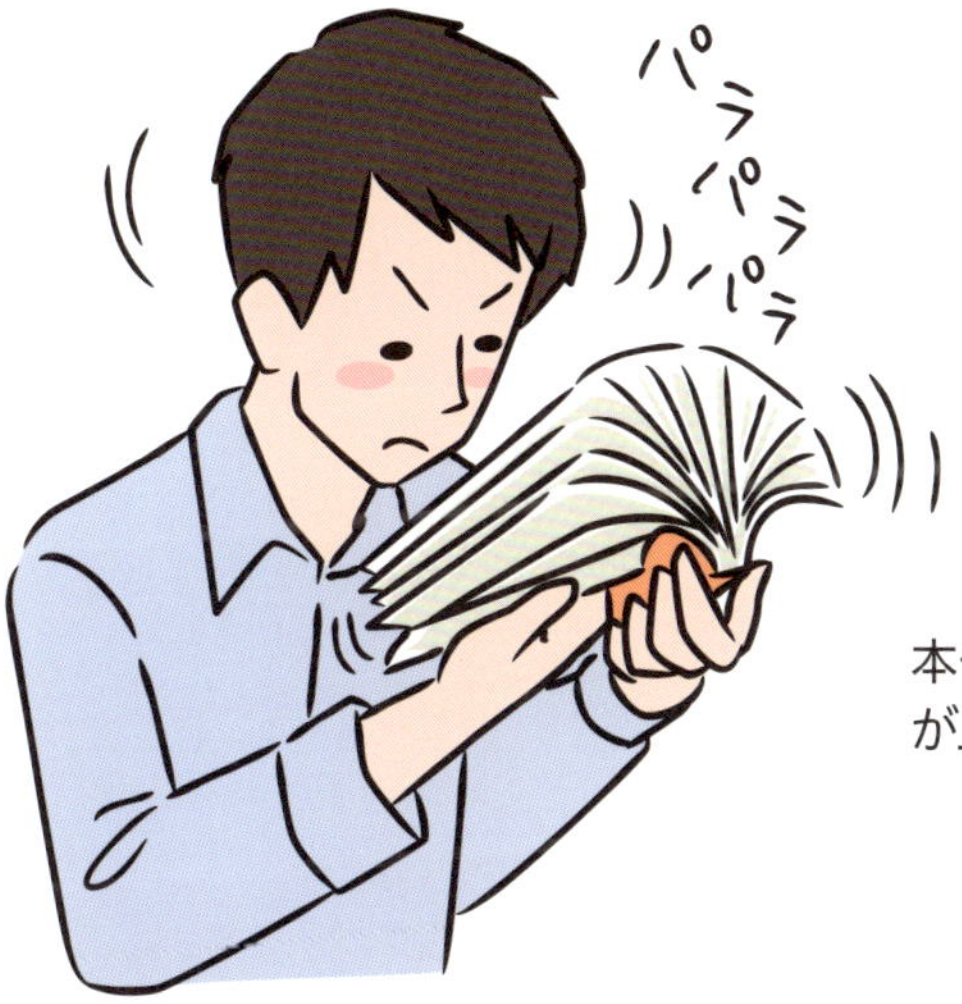

本や資料を読むスピードが上がる

「貰《もら》い事故」を防ぐことができません。

視野に入らない、はるか頭上から物が落下してぶつかるなどは仕方がありませんが、交差点で曲がってくる自動車や自転車にぶつけられるといった事故は、視野拡大トレーニングを積んでおけば、かなりの確率で防ぐことができます。「見える」からです。

また、視野拡大を意識的に行うことで見える範囲が広がるので、本やパソコン上の文字を読むスピードも上がります。もちろん、速読とまではいきませんが、1回で見える範囲が広くなるので、これまでより早く、本や資料に目を通すことができるでしょう。

遠くがよく見えない近視は、最悪でも眼鏡などで矯正が可能です。しかし、視野狭窄は眼鏡などでは矯正できません。視野拡大トレーニングによる以外にないのです。

視野の狭さは自分ではなかなか気づけないものなので、心当たりがない人でも、12ページのチェックを使って、自分の視野を確かめてみましょう。

視力回復以外にも！ 眼筋を鍛えることでもたらされる驚きの効果

眼筋を動かすと、こんないいことも……！

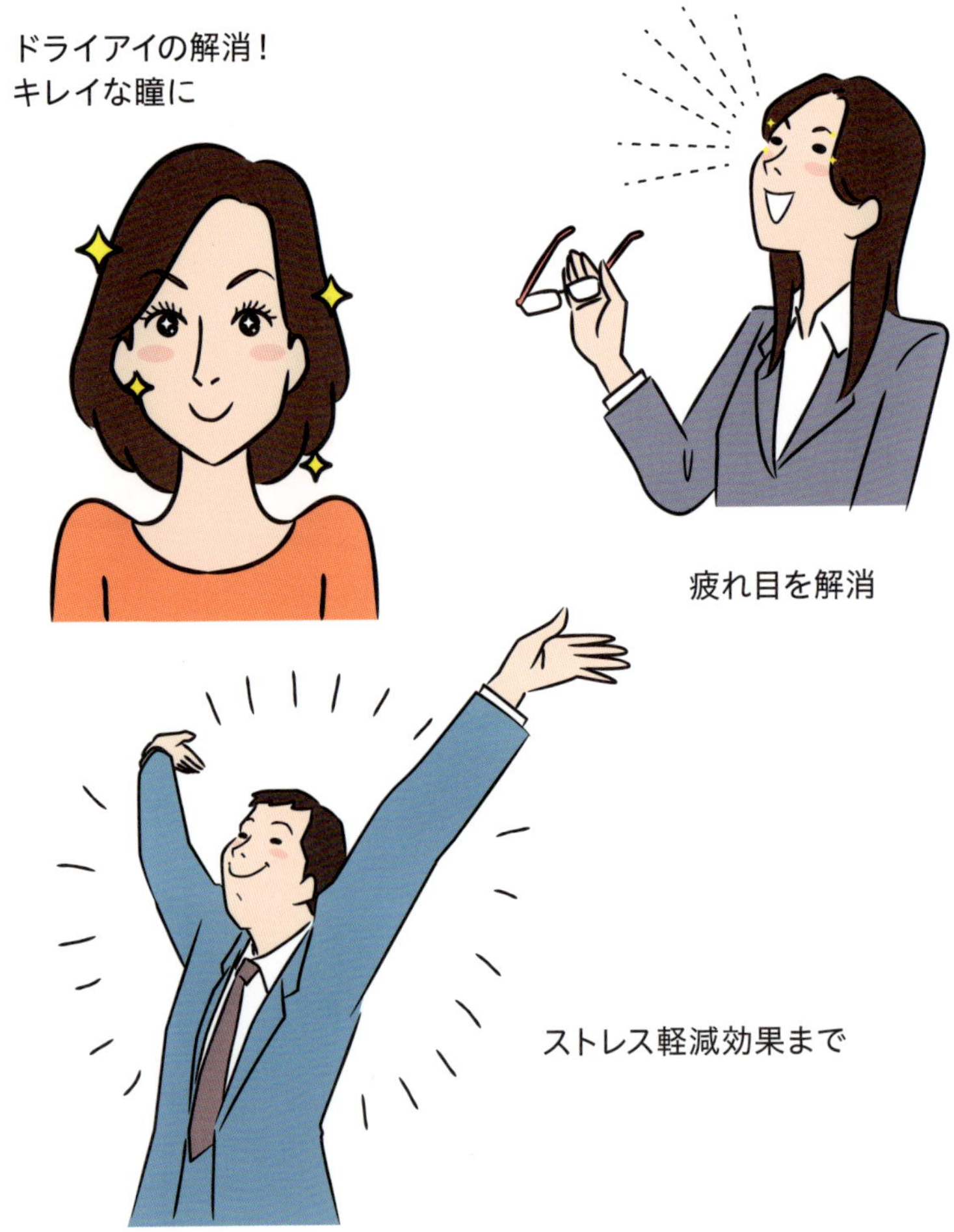
ドライアイの解消！
キレイな瞳に
疲れ目を解消
ストレス軽減効果まで

ドライアイ・疲れ目に効く！ ストレス軽減効果も

眼筋を意識して動かすようにすると、目がよく見えるようになるだけでなく、ドライアイの改善・予防にも一定以上の効果が期待できます。なぜならドライアイの原因の大半は眼球に送られる血液量の不足、酸素欠乏にあるからです。

眼筋をしっかり使って動かすことによって、目のまわりの血流が多少なりとも改善されて、目にしっかり酸素が届くようになり、ドライアイが改善します。

ドライアイが改善すると、必然的によくなるのが疲れ目です。目に酸素がしっかり供給されるからです。

また、眼筋を動かすことは、ストレスを軽減することにまでつながると考えられます。

眼筋を動かし、視野拡大をすることで、ストレスが消えるのはなぜ？

眼筋を動かし、視野を広げることで……

↓

よく見えるようになり、これまでの煩わしさ・無駄なストレスが消える！

目を含む脳への血流＆酸素が増え、脳がいきいき

↓

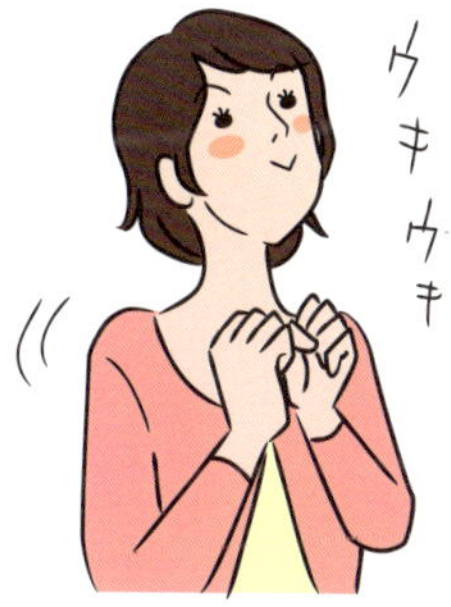

結果、ストレスが軽減できる可能性が

なぜなら、「よく見える」ようになるからです。

多くの方が実感していると思いますが、見えないということは、大きなストレスになります。手元にあるものをちょっと読みたくなったときや、少し遠くのほうにある看板の文字を読むときに、くっきり見えるのと見えないのでは、気持ちがだいぶ変わってきます。眼鏡やコンタクトレンズを使っている人であれば、その手間や煩わしさもストレスになっていることでしょう。「よく見えない」と、イライラしていた気持ちや眼鏡やコンタクトレンズを使う手間が解消されれば、これは大きなストレス軽減効果となります。

また、目は脳の出先機関といわれるほどに、目と脳には密接な関係があります。眼球の血流がよくなれば、感情の処理を行う脳も、少なからず血流が増えます。このことによっても、ストレス軽減効果が一定以上期待できるでしょう。

column

視力低下の大きな原因！
血行不良を解消するために

10～11ページで少しふれたとおり、視力低下には血行不良が大きく関わっています。そのため、視力回復には血流改善が欠かせません。簡単にできる血流改善の方法をお伝えするので、是非習慣にしてみてください。

眼筋マッサージ

目を閉じた状態で、人差し指と中指で目のまわりを1周するように、押します。軽い痛みを感じる程度に押すこと。20～30回程度くり返しましょう。

＊目のまわりの皮膚は弱いので、強く力を入れすぎないこと。

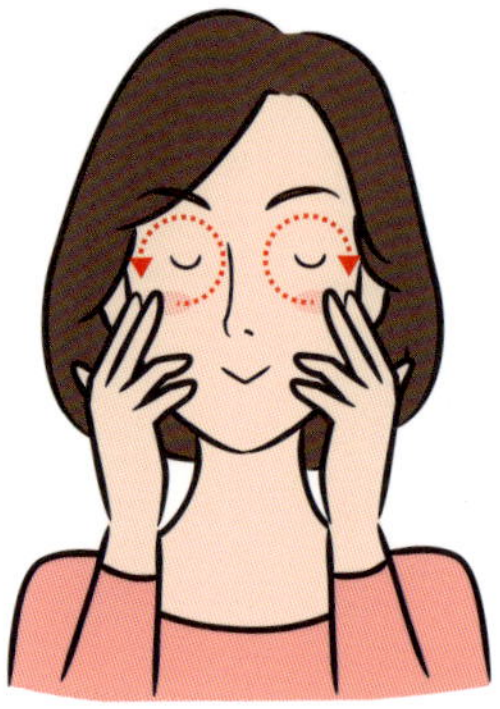

首のマッサージ①

椅子に座り、リラックスして背にもたれかかります。その状態のまま、頭を後ろに倒し、後頭部の凹みを椅子の背もたれにのせて左右に動かしましょう。20～30回ほど動かすこと。

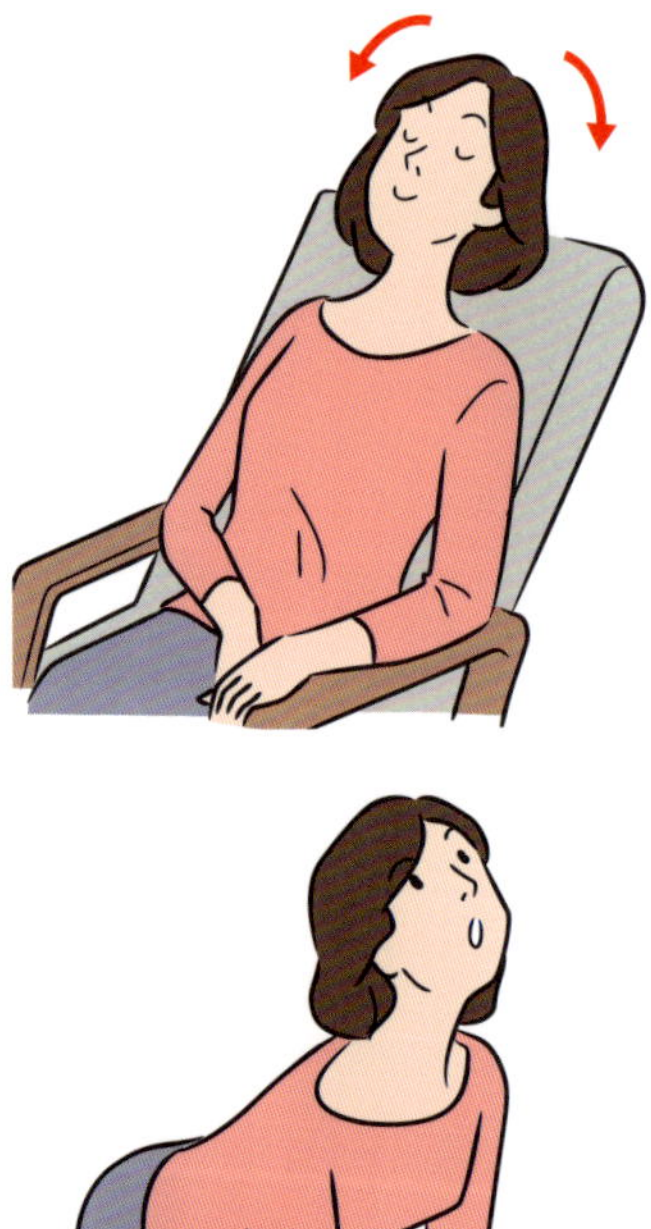

首のマッサージ②

四つんばいになって、頭を上に向け、天井を見上げます。頭を高く持ち上げた状態のまま、歩きまわりましょう。

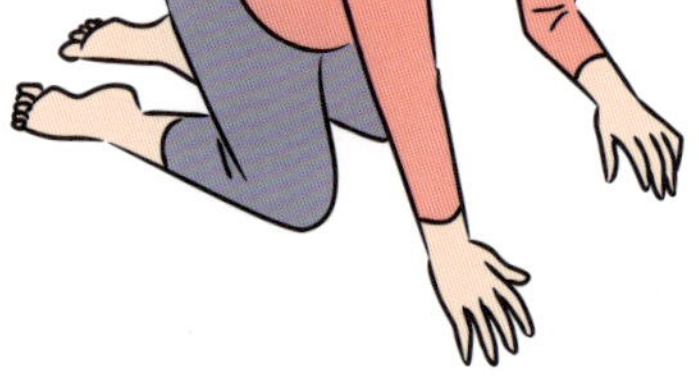

PART 2

見るだけ！
名画で目がみるみるよくなる

目がよくなる名画の見方

好きな名画を、1日1回見るだけでOK！

本書で紹介する名画は、
①6つの眼筋を鍛える名画（20～39ページ）
②視野拡大訓練ができる名画（40～59ページ）
③6つの眼筋を鍛える＆視野拡大訓練ができる名画（60～79ページ）
の3つにわかれています。

必ずしもページの順番どおりに行う必要はありません。気が向いたときに、好きな絵画を見て視力を回復させましょう。

同時に毛様体筋トレーニングを！視力回復効果がアップ

名画を見るだけでも視力回復に効果がありますが、名画を見る合間に19ページで紹介する毛様体筋トレーニングを挟むと、より視力回復効果が増します。目のストレッチと思って、名画を見る前後に是非取り入れましょう。

老眼に悩んでいる人は、特に毛様体筋が衰えているので、毛様体筋トレーニングを名画を見る前に必ず行うとよいでしょう。

コンタクトレンズは外し、こまめに名画を見ることを心がけて

眼鏡はつけたまま行ってかまいませんが、コンタクトレンズは外してください。テレビのCM時間など、ちょっとした隙間時間を使ってこまめにトレーニングをすることで、より効果が期待できます。

毛様体筋トレーニング

遠く、近くと交互に見ることで、目のピント調節を行う毛様体筋が鍛えられます。眼筋を動かしてほぐす効果もあるので、名画を見る前後に積極的に取り入れましょう。

仕事中、テレビを見ているときなどに

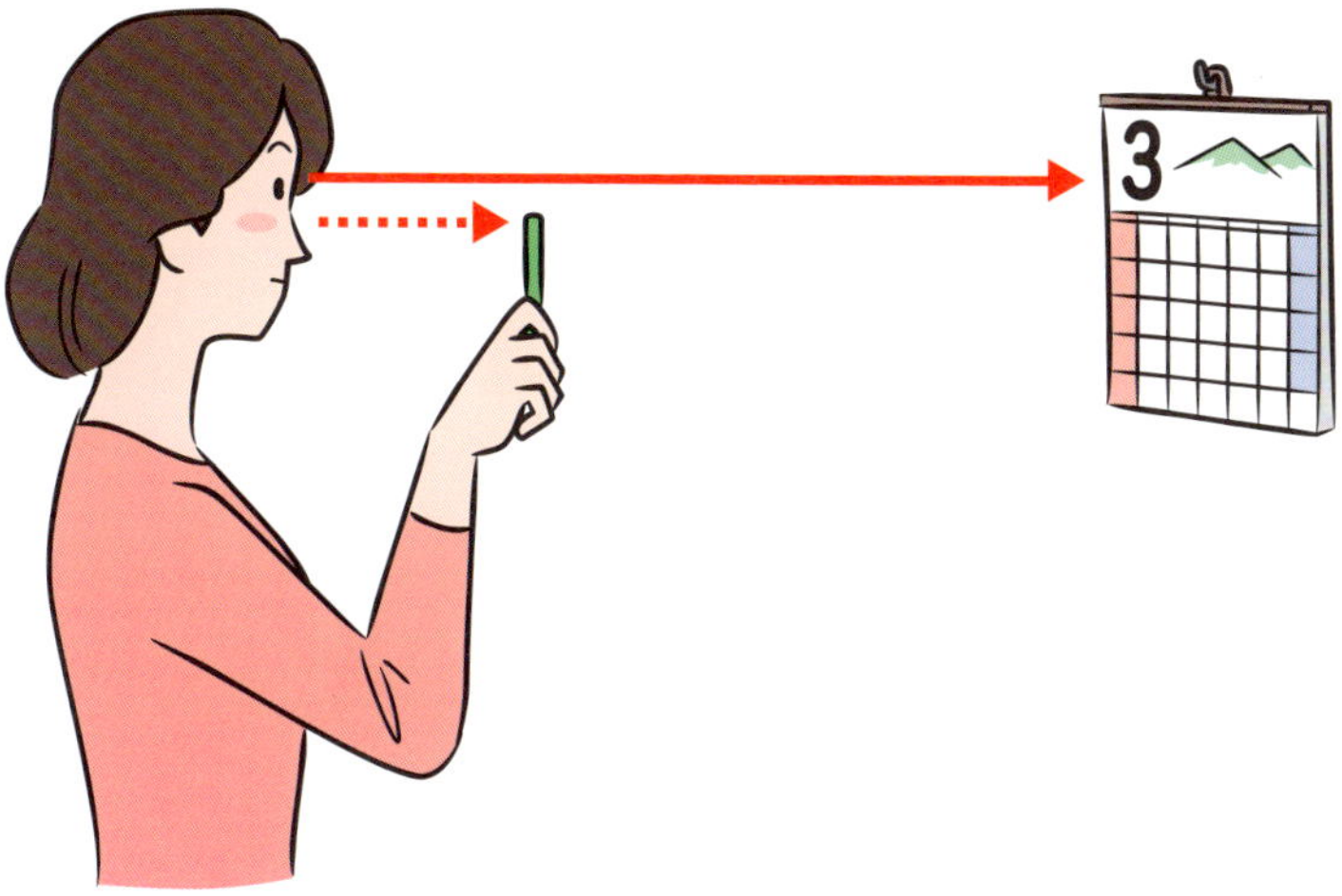

目の前にペンや指などを立てます。目の前の目標と、離れた場所にあるカレンダーやテレビなどを交互に素早く見ます。まずは10秒から始め、慣れてきたら徐々に見る時間を延ばしていきましょう。

雨が降った日には

目の前の傘の柄と遠くの景色を交互に素早く見ます。まずは10秒から始め、慣れてきたら徐々に見る時間を延ばしていきましょう。

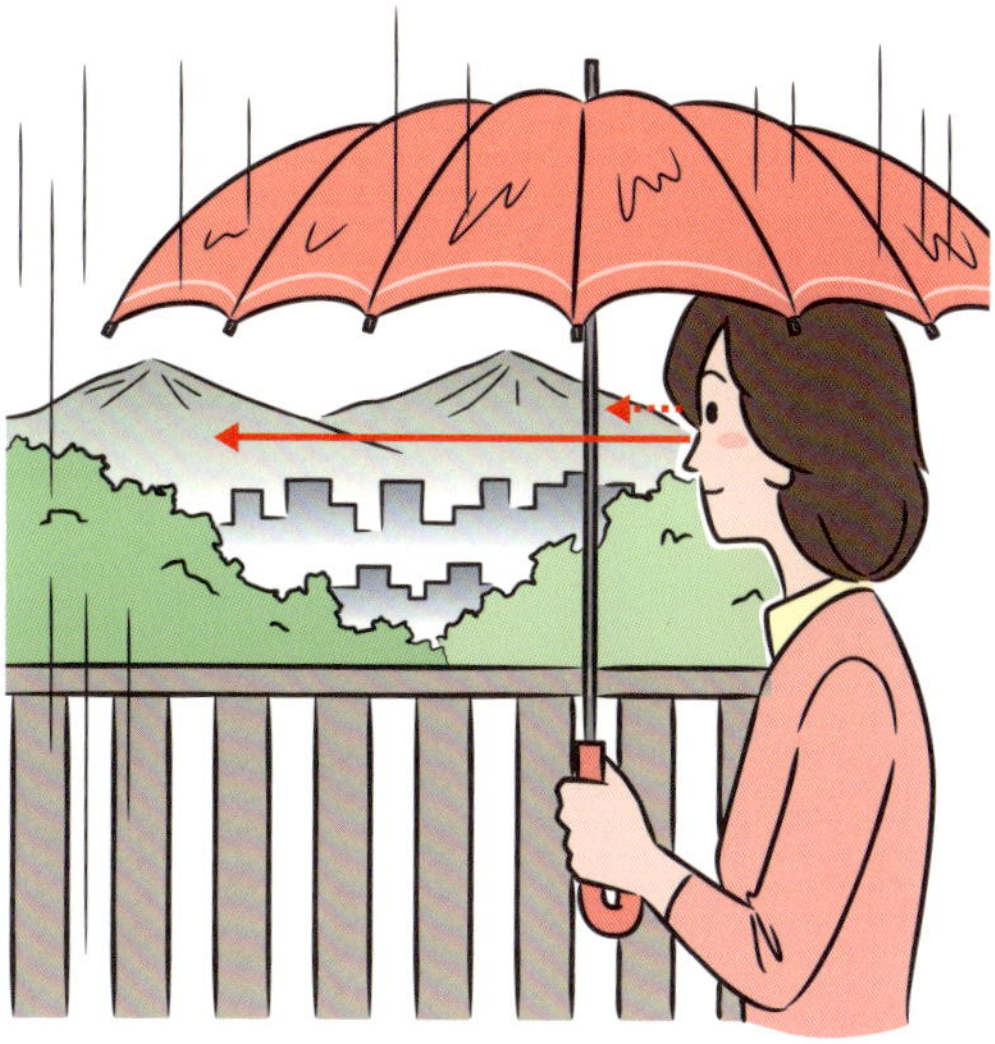

ちょっとしたときに、近くの目標・遠くの目標を見つけ、交互に見るクセをつけることで、毛様体筋を日常の中で鍛えることができます。

Training
6つの眼筋
トレーニング
1

「りんごとオレンジ」

ポール・セザンヌ

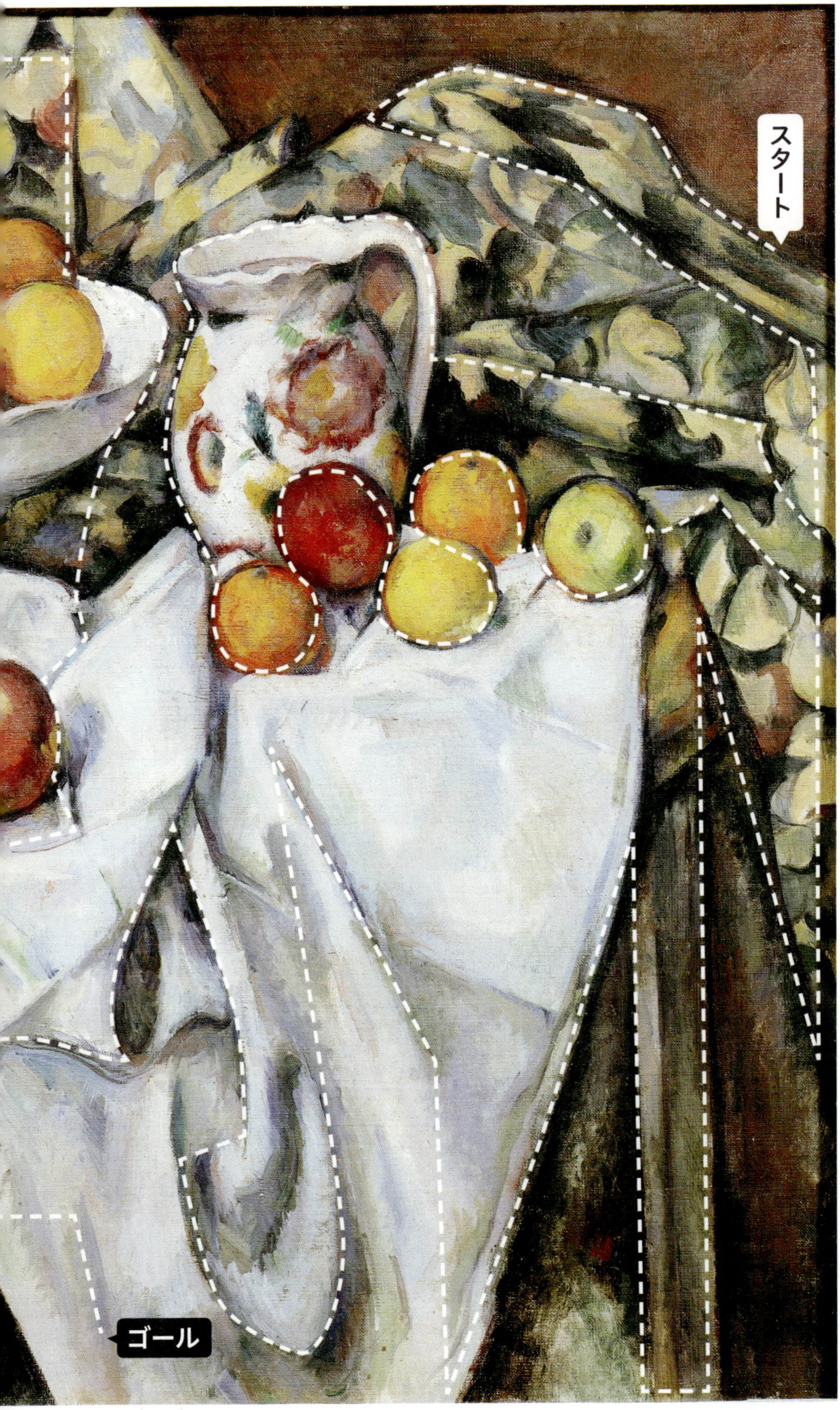

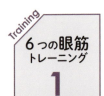

絵の上に描かれている線を、スタートからゴールまで、できるだけ早く目線だけでなぞってください。最初の目標時間は、30 秒間。これが達成できたら、25 秒、20 秒……と目標時間を短くしていってください。

目標時間 30 秒

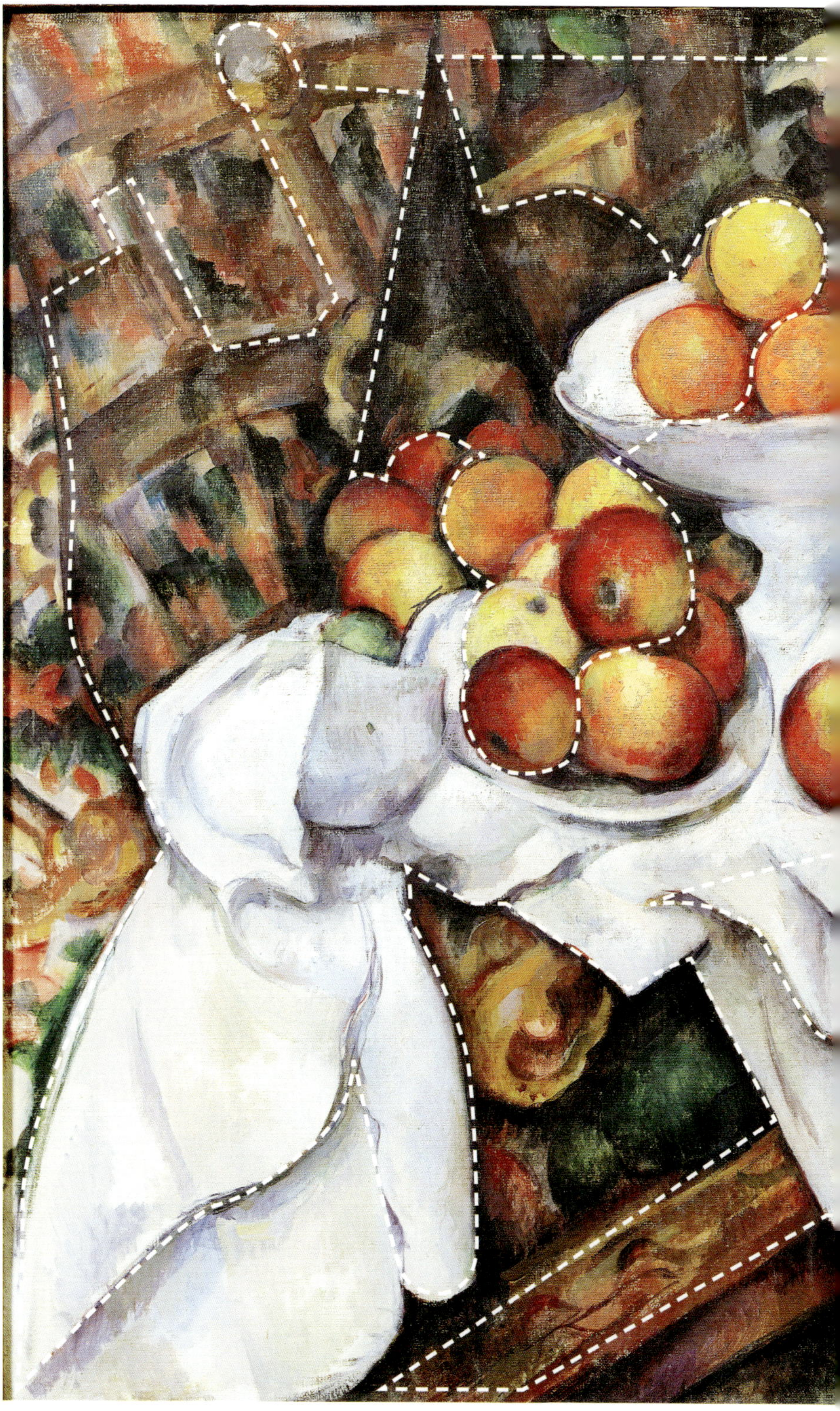

【この名画の話】

セザンヌはその芸術をとおして多くの画家に着想の源を与えていたことから、近代絵画の父と呼ばれています。そのセザンヌが生涯で多く描いたのが「りんご」。制作した２００点の静物画のうち、60点以上の作品にりんごが描かれていたのです。

Training
6つの眼筋トレーニング
2

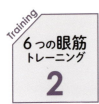

「オーストリア皇后エリーザベトの肖像」
フランツ・ヴィンターハルター

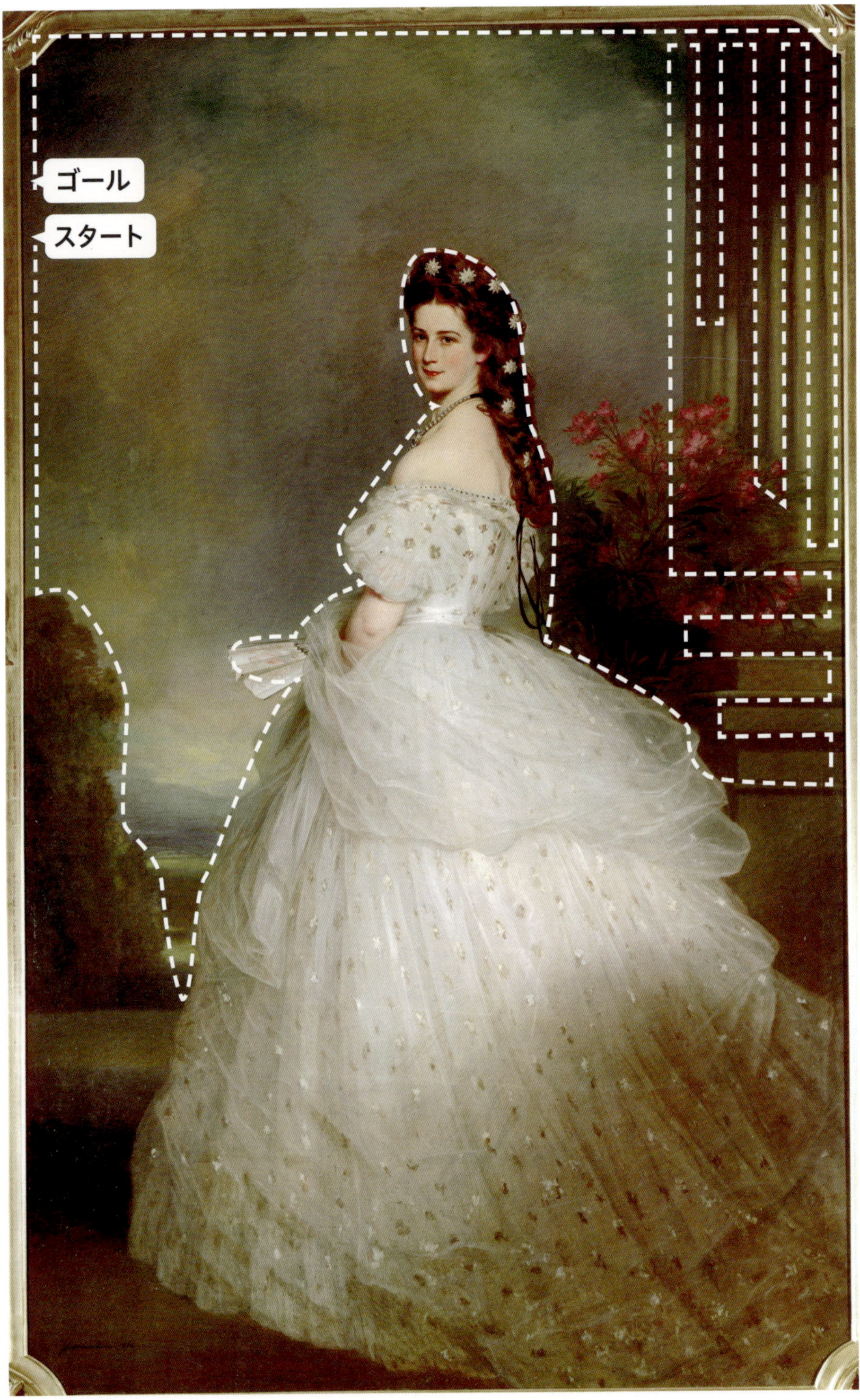

2枚の絵の上に描かれている線を、それぞれスタートからゴールまで、できるだけ早く目線だけでなぞってください。最初の目標時間は、それぞれ30秒。これが達成できたら、25秒、20秒……と目標時間を短くしていってください。

目標時間 それぞれ **30** 秒

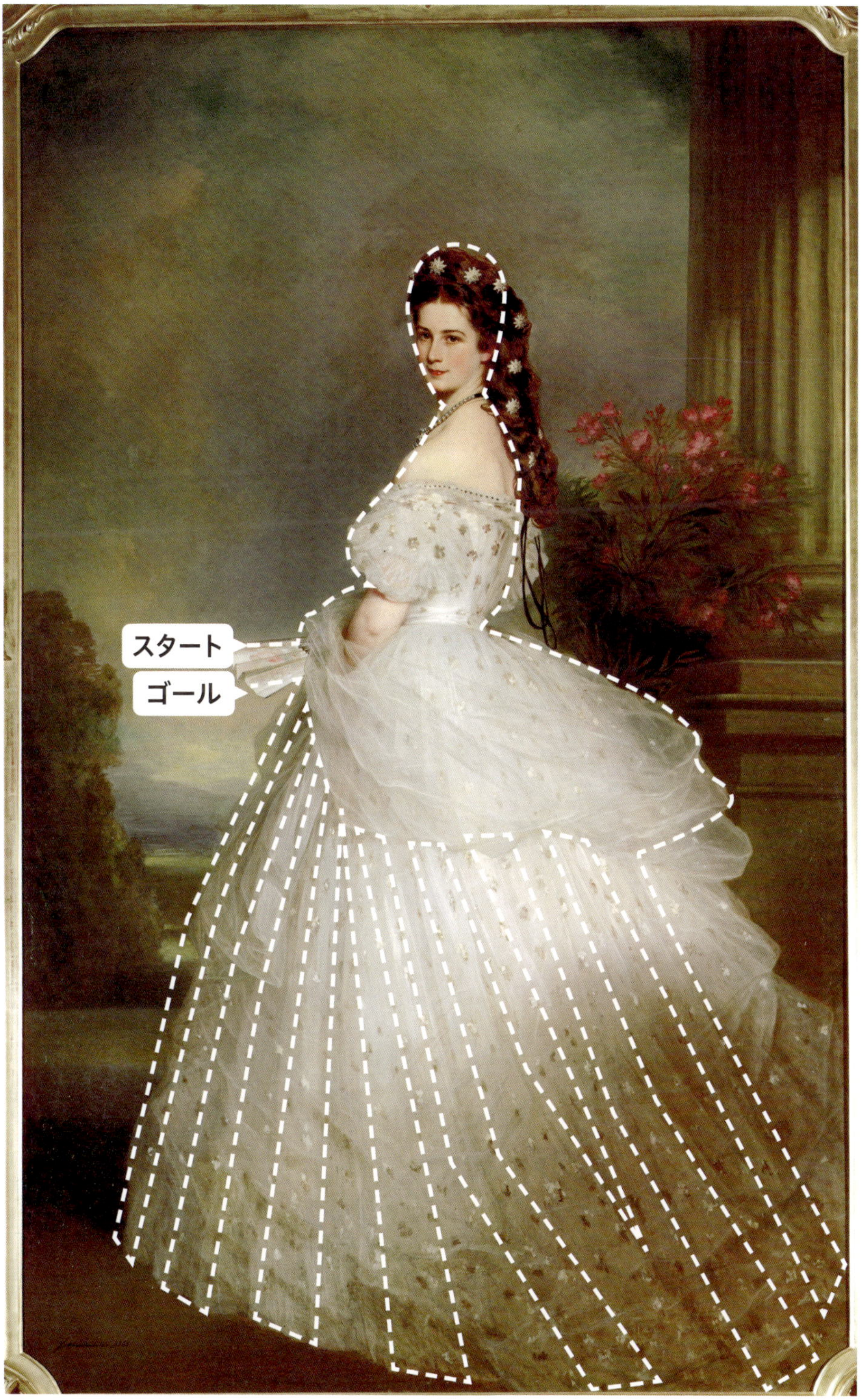

【この名画の話】
大人気肖像画家のヴィンターハルターが描いたのは絶世の美女と名高い、皇后エリーザベト。「シシー」の愛称で国民から愛されました。身長172センチ、ウエスト51センチというモデルのような体型だったといわれています。

Training
6つの眼筋
トレーニング
3

「水浴びする二人のタヒチの娘」

ポール・ゴーギャン

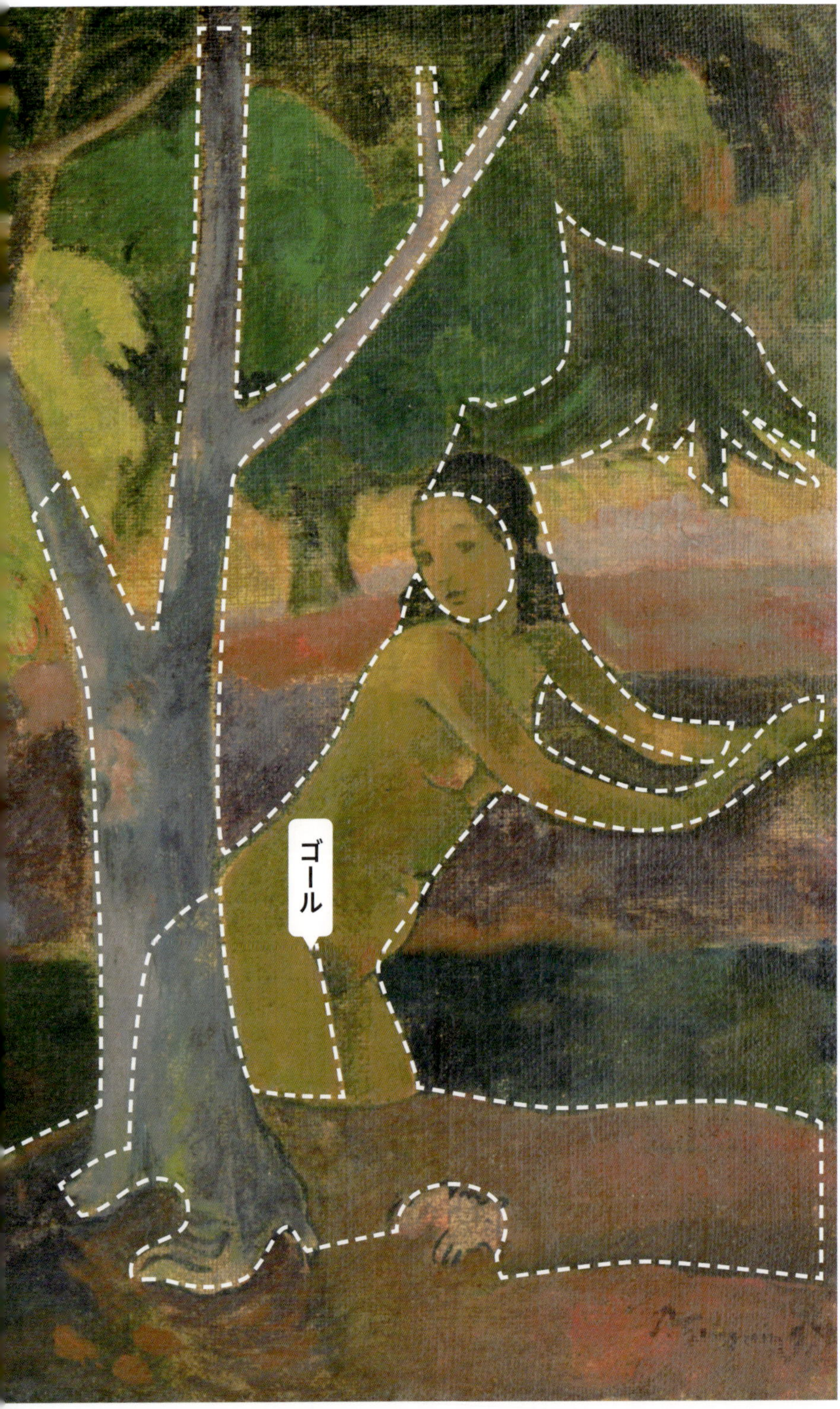

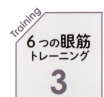

絵の上に描かれている線をスタートからゴールまで、できるだけ早く目線だけでなぞってください。最初の目標時間は30秒。これが達成できたら、25秒、20秒……と目標時間を短くしてください。

目標時間 **30**秒

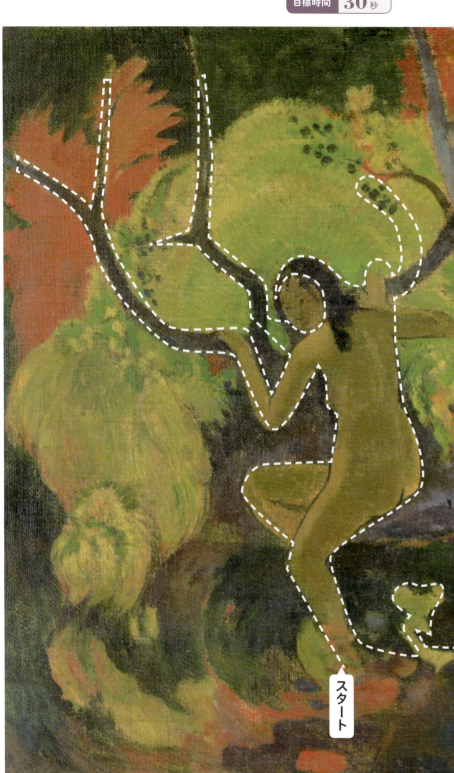

【この名画の話】
ゴーギャンは故国フランスを離れ、ブルターニュ、マルチニック島、南仏アルル、タヒチと、終わりのない旅をくり返しながら制作を続けました。波乱に満ちたゴーギャンの生涯は芸術に身を捧げた画家の典型といえるかもしれません。

Training
6つの眼筋
トレーニング
4

「バベルの塔」
ピーテル・ブリューゲル1世

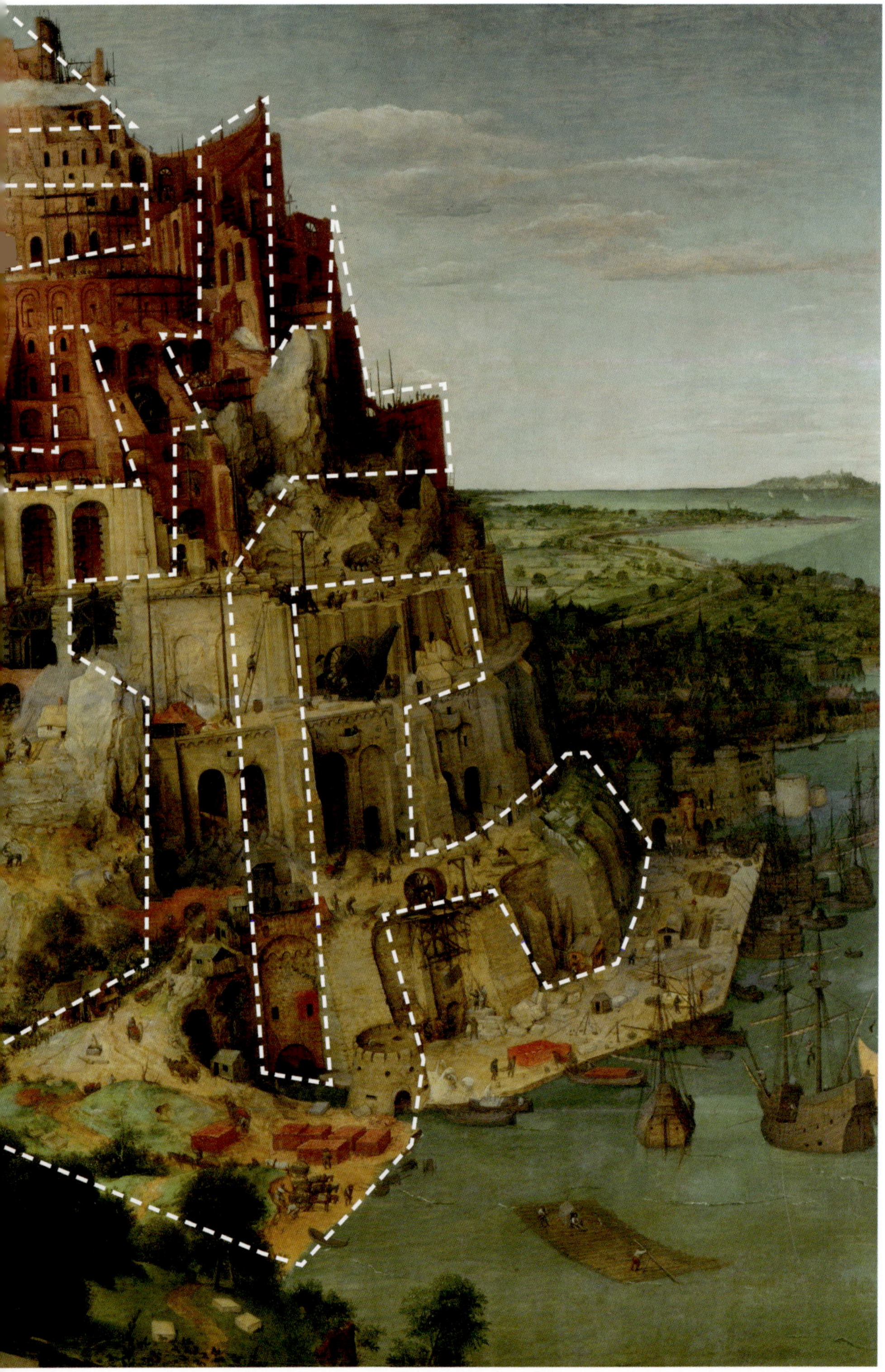

絵の上に描かれている線をスタートからゴールまで、できるだけ早く目線だけでなぞってください。最初の目標時間は 30 秒。目標の 30 秒が達成できたら、25 秒、20 秒……と目標値を上げていきます。

目標時間 **30** 秒

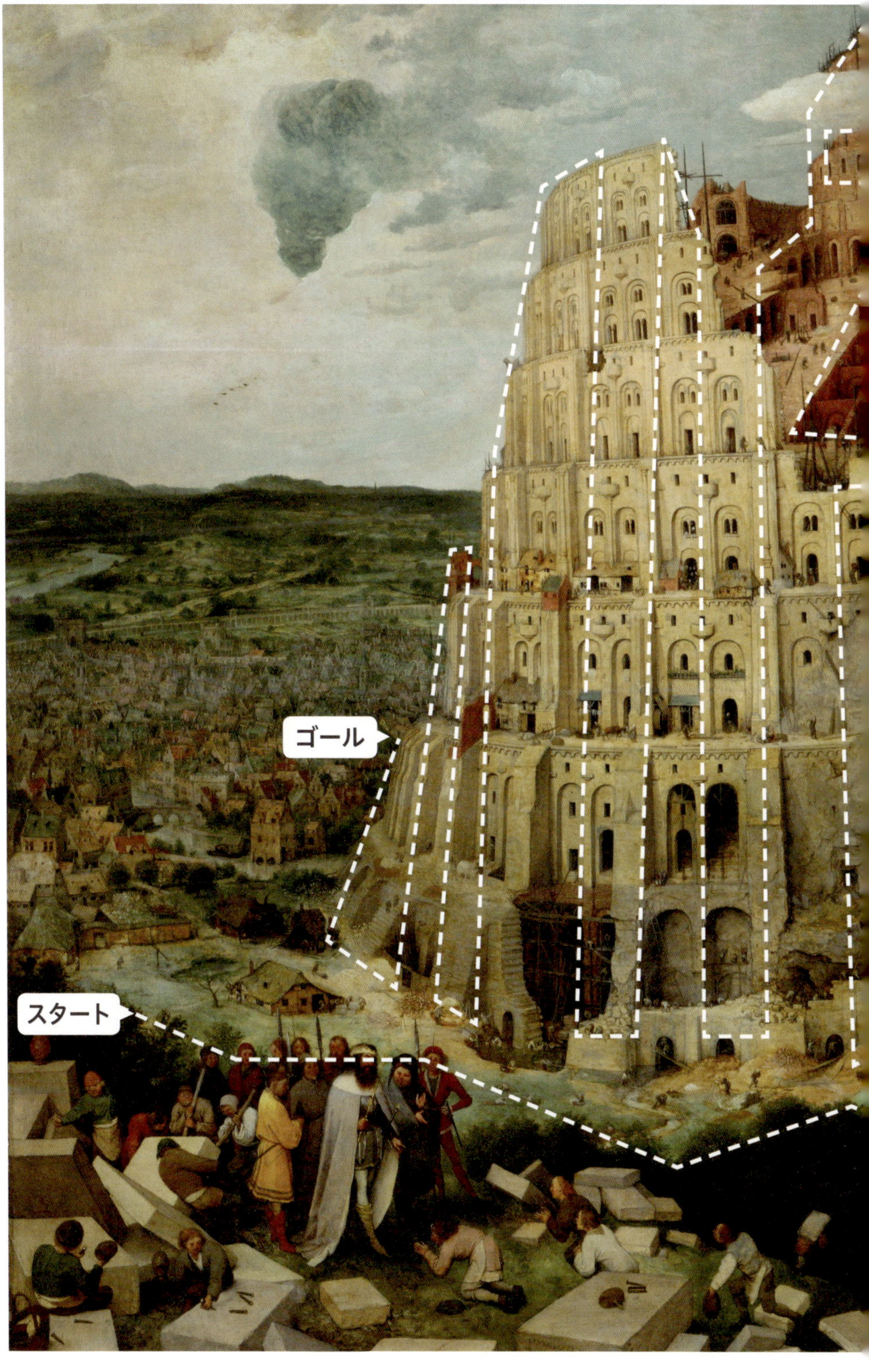

【この名画の話】
ピーテル・ブリューゲル一世(16世紀のブラバント公国――現在のオランダの画家)が描いた『バベルの塔』。ウィーンの美術史美術館に所属されています。ブリューゲルが描いた『バベルの塔』は、現存するもので2作品あり、右はそのうちのひとつです。

Training

6つの眼筋
トレーニング
5

「ワイングラスを持つ娘」
ヨハネス・フェルメール

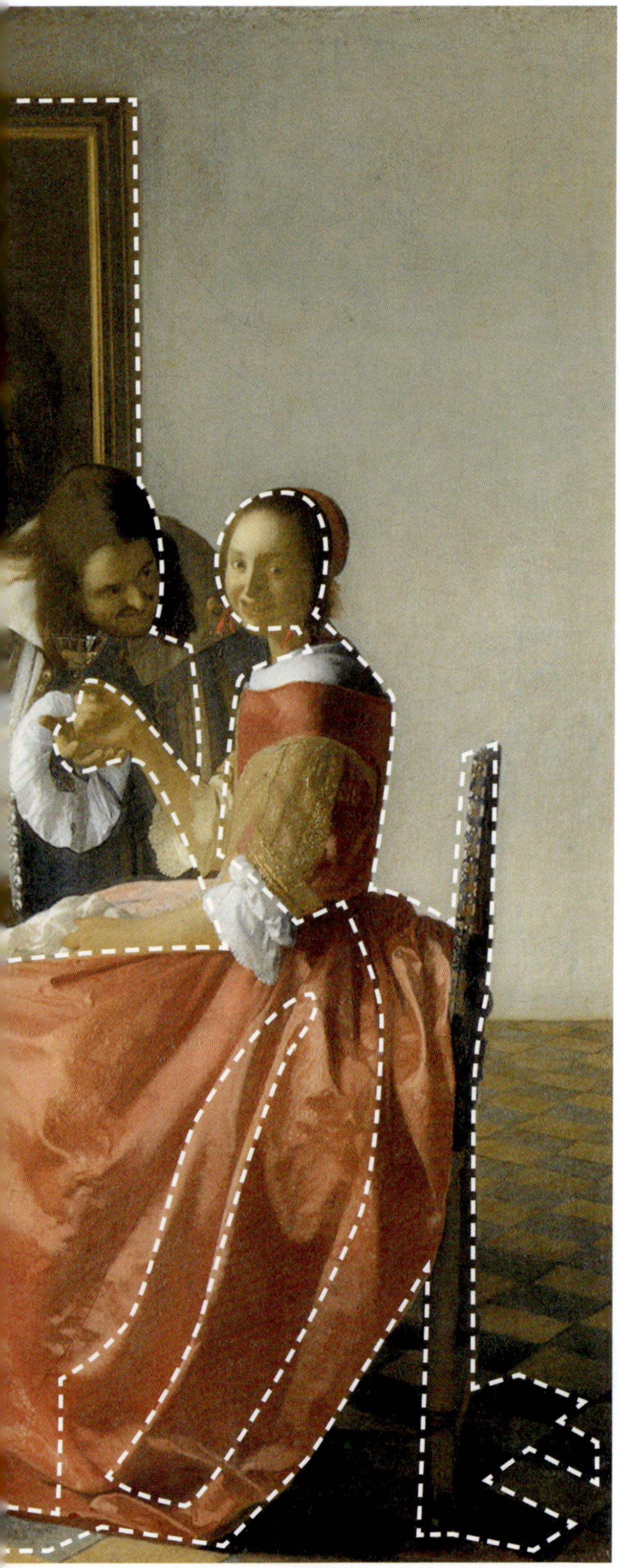

絵の上に描かれている線をスタートからゴールまで、できるだけ早く目線だけでなぞってください。最初の目標時間は 40 秒。目標の 40 秒が達成できたら、35 秒、30 秒……と目標値を上げていきます。

目標時間 40秒

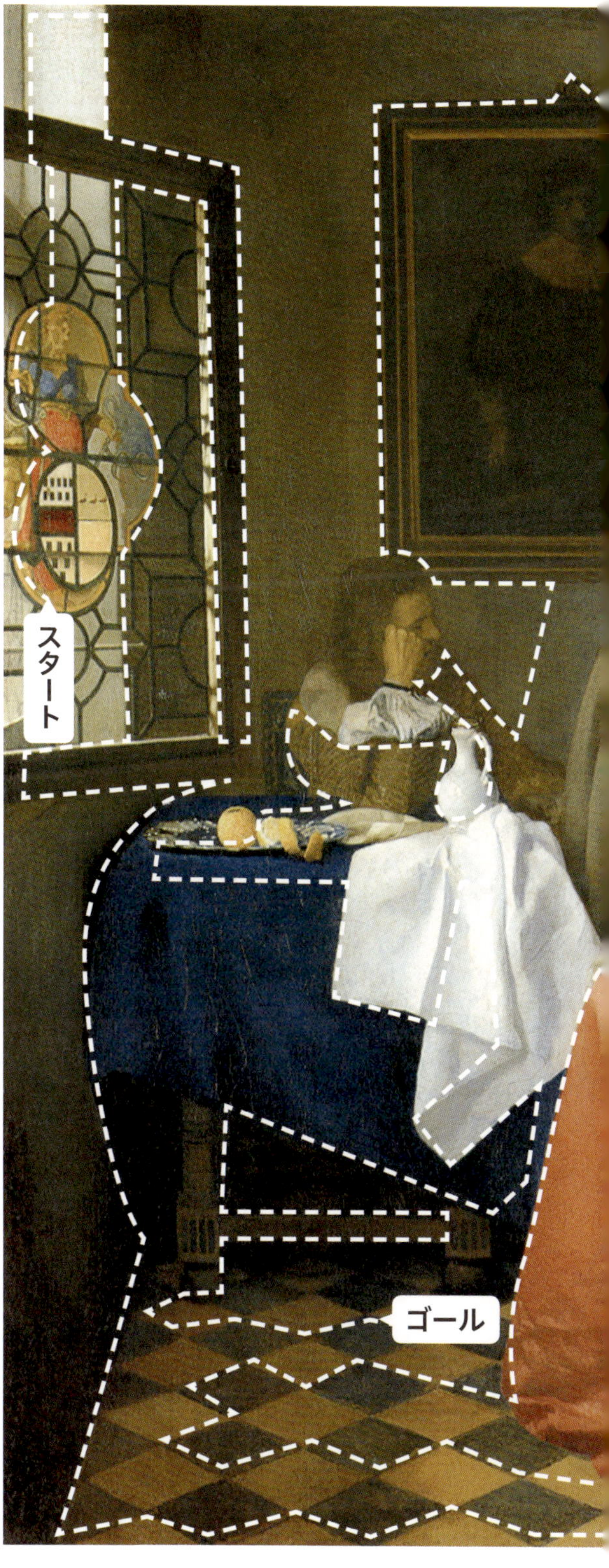

【この名画の話】

17世紀オランダを代表する画家のフェルメール。フェルメールは寡作の画家として知られており、現存する作品はわずか35点といわれています。この作品はアントン・ウルリッヒ公爵美術館に、所蔵されています。

Training
6つの眼筋
トレーニング
6

「聖ベルナルドゥスの幻視」

フラ・バルトロメオ

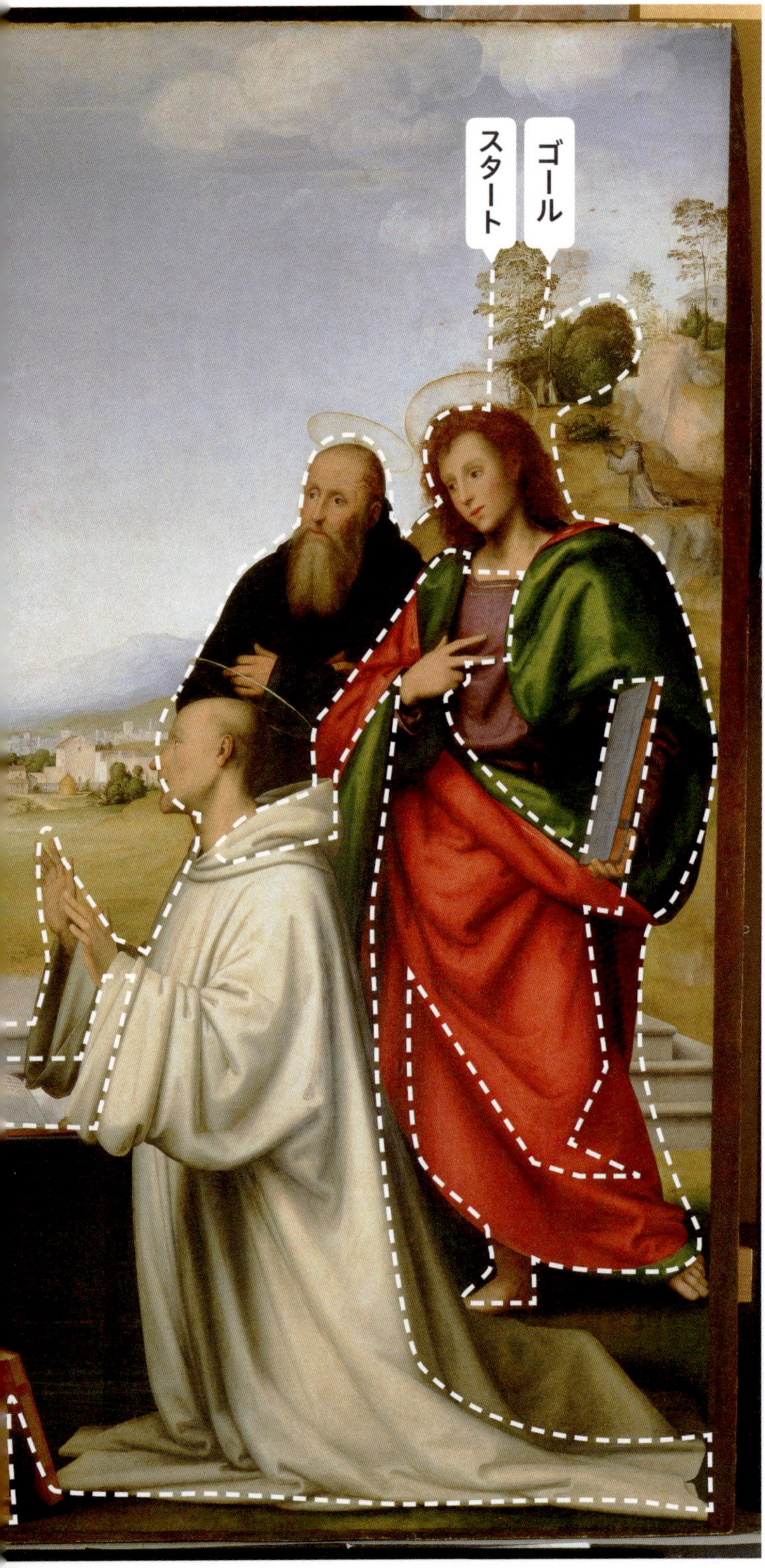

絵の上に描かれている線をスタートからゴールまで、できるだけ早く目線だけでなぞってください。最初の目標時間は40秒。目標の40秒が達成できたら、35秒、30秒……と目標値を上げていきます。

目標時間 **40**秒

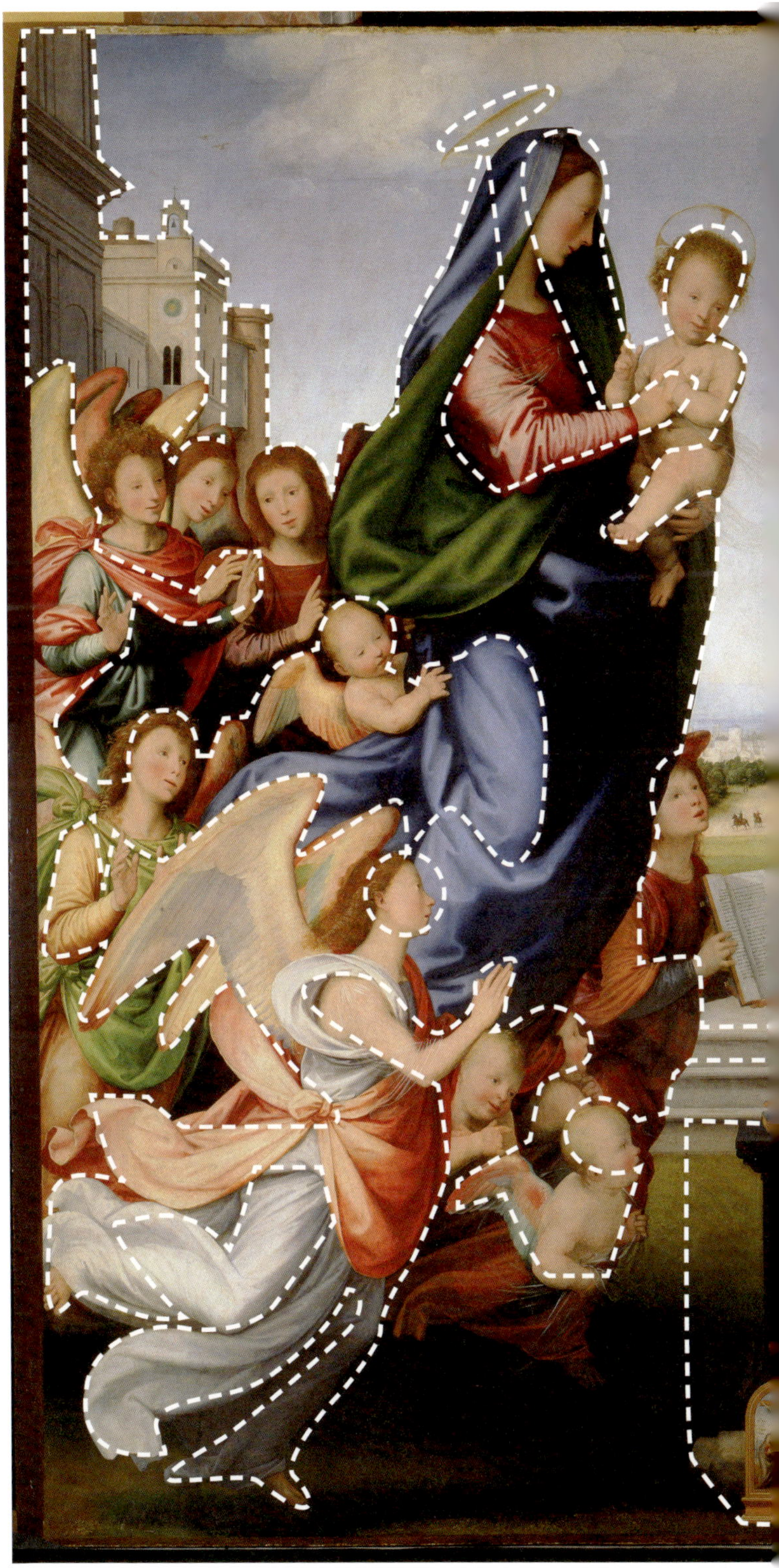

【この名画の話】

フィレンツェの画家フラ・バルトロメオ（１４７２〜１５１７）はレオナルドやヴェネツィア絵画の技法を組み合わせて絵を描きました。この作品はフィレンツェのバディア聖堂のために制作されたといわれています。

Training
6つの眼筋トレーニング
7

「エマオの晩餐」

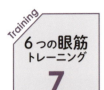

ミケランジェロ・メリージ・ダ・カラヴァッジオ

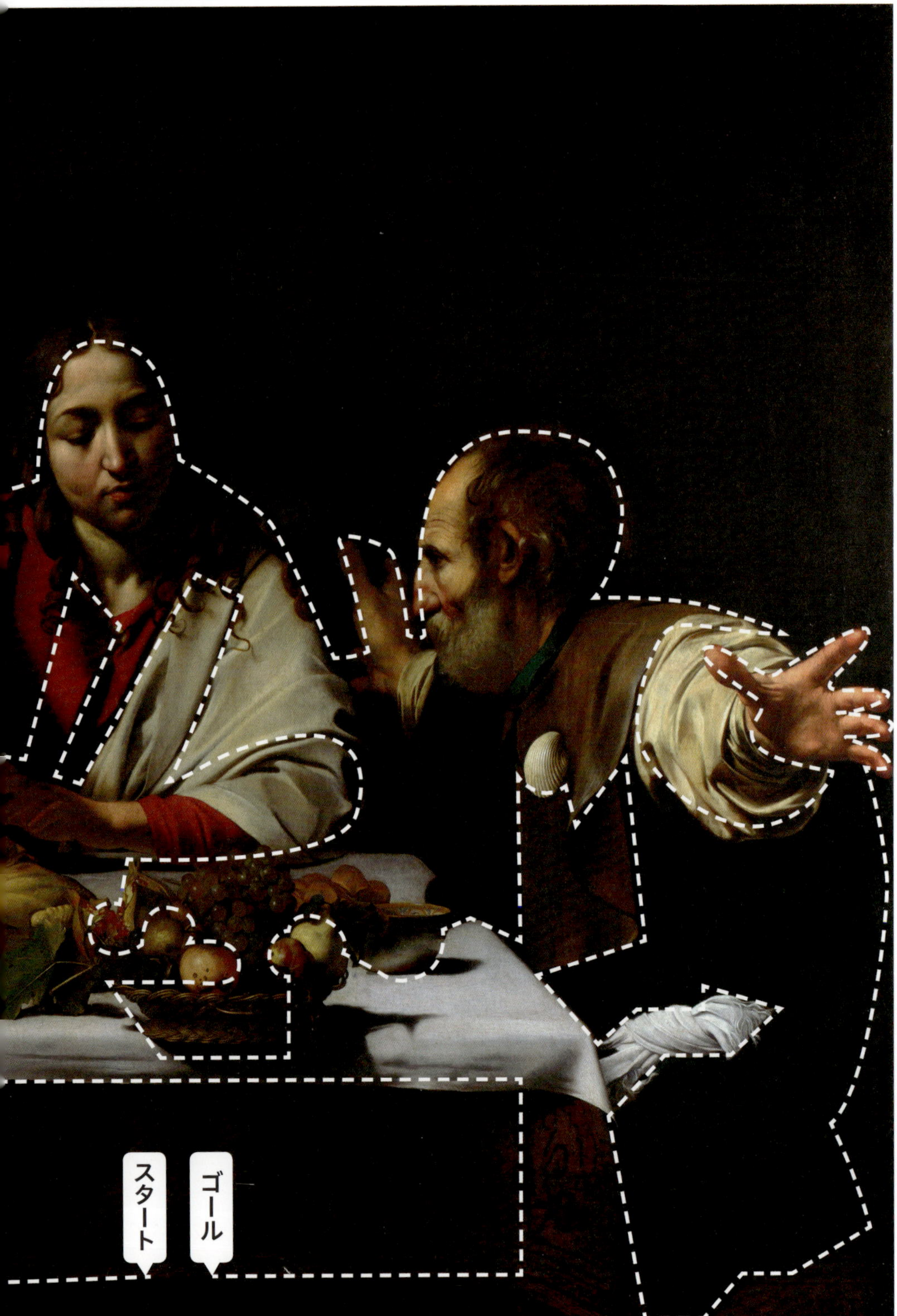

絵の上に描かれている線をスタートからゴールまで、できるだけ早く目線だけでなぞってください。最初の目標時間は50秒。目標の50秒が達成できたら、45秒、40秒……と目標値を上げていきます。

目標時間 **50**秒

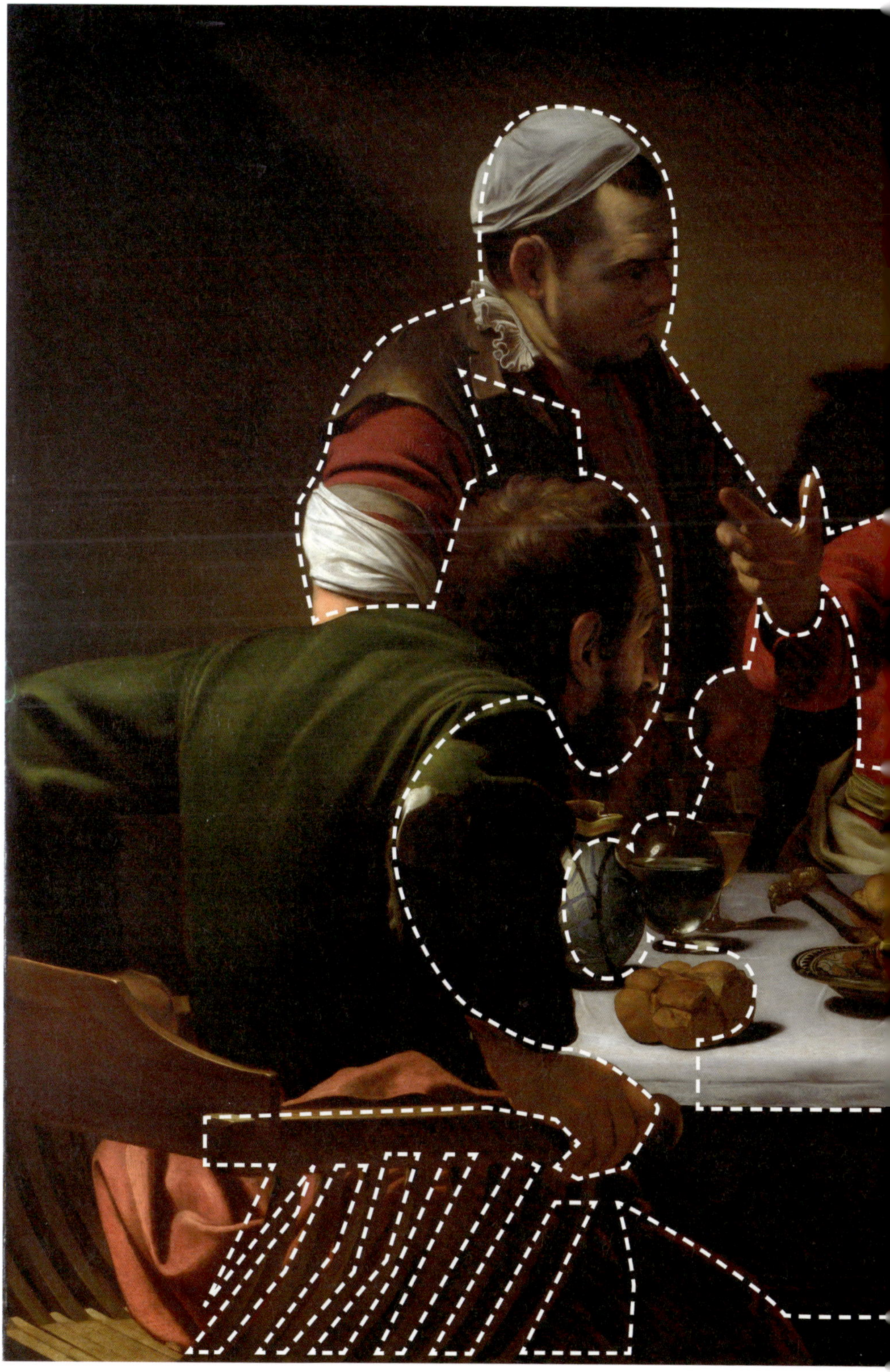

【この名画の話】

ミケランジェロ・メリージ・ダ・カラヴァッジォは、イタリアが誇る大画家。彼の画法はイタリアのみならずヨーロッパ中の画家に大きな影響を与えました。光と影の使い方で、絵画に圧倒的な立体感をもたらしています。

Training

6つの眼筋トレーニング

8

「ジュニエ爺さんの馬車」

アンリ・ルソー

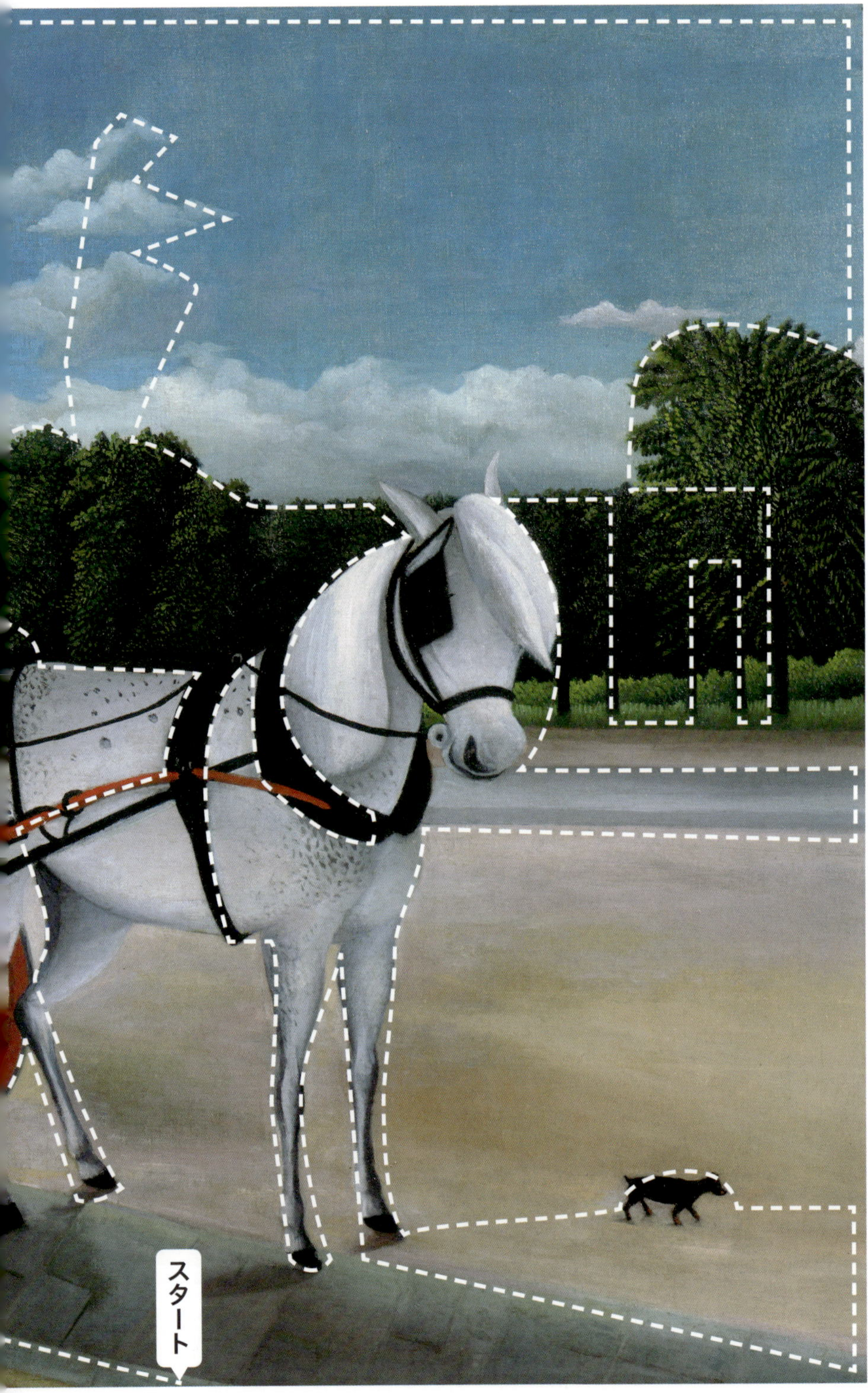

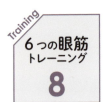

絵の上に描かれている線をスタートからゴールまで、できるだけ早く目線だけでなぞってください。ゴールに到達したらUターンして、再びスタート地点を目指します。制限時間は往復で１分。目標の1分が達成できたら、55秒、50秒、45秒……と目標値を上げていきます。

目標時間 1分

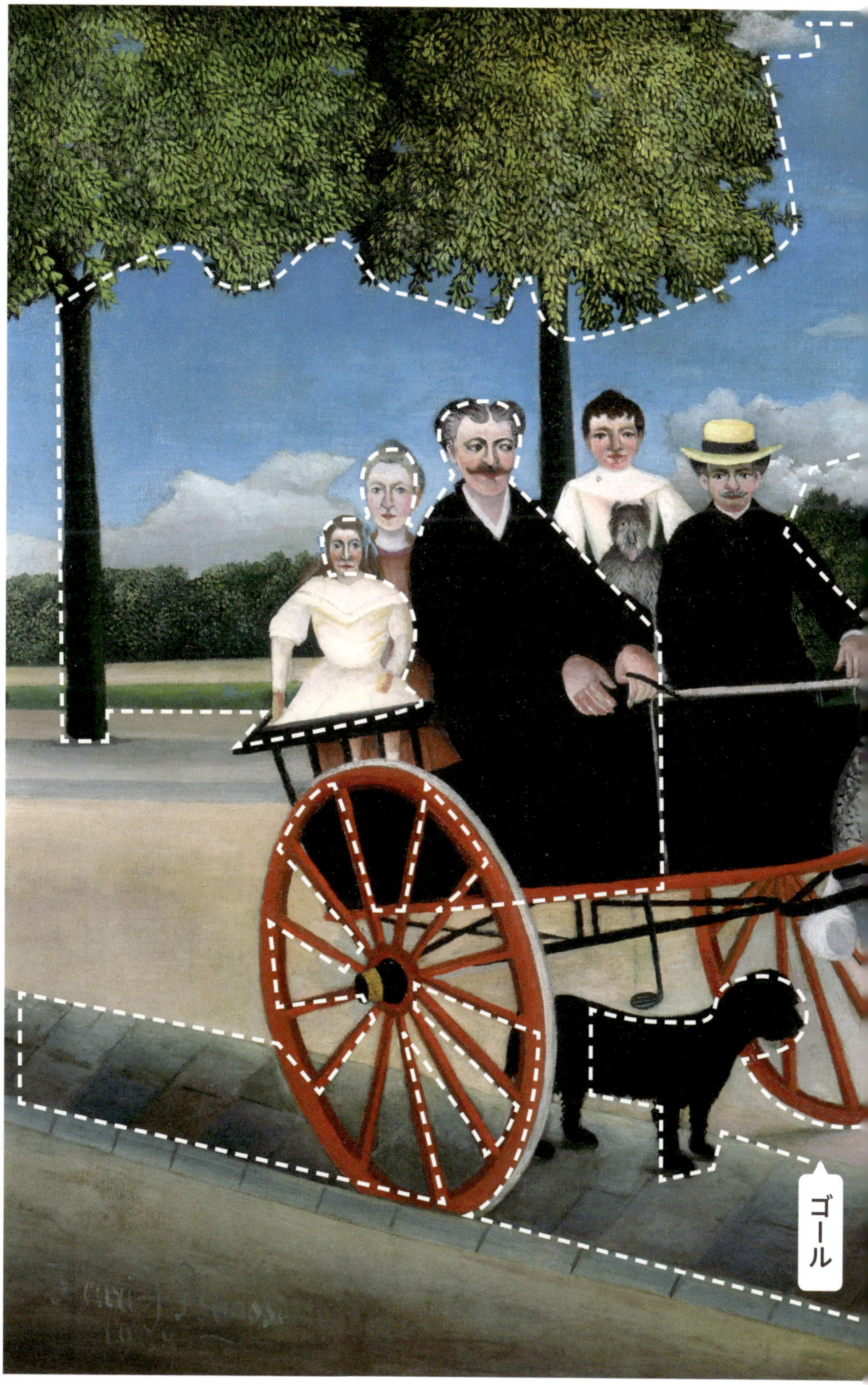

【この名画の話】

ルソーはパリの税関で働きながら絵を描く「日曜画家」でした。ルソーの描く人物は特徴的で、多くの絵が真正面や真横を向いています。この絵画でも、そのルソーのタッチで、ジュニエ爺さんとその家族、そしてルソー本人が新しい馬車で出かける様子が描かれています。

Training
6つの眼筋トレーニング
9

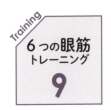

「ヴィーナスの誕生」
サンドロ・ボッティチェリ

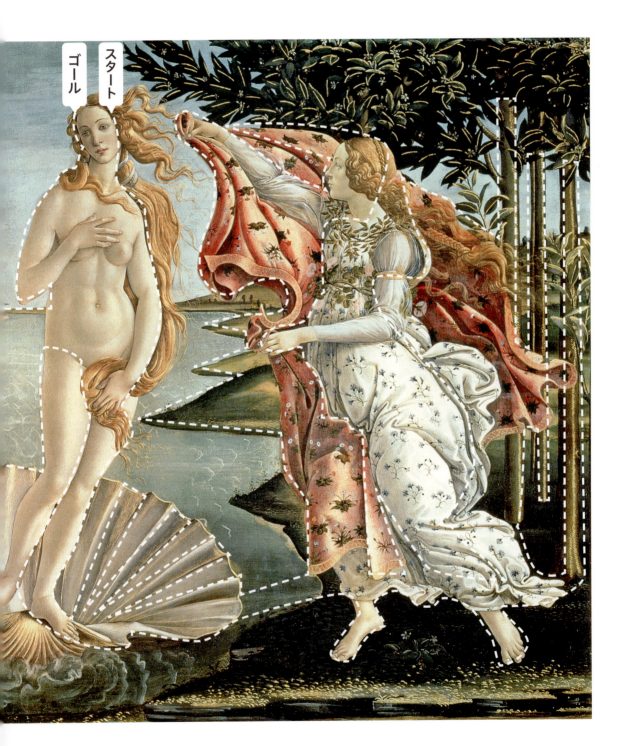

絵の上に描かれている線をスタートからゴールまで、できるだけ早く目線だけでなぞってください。ヴィーナスの顔が起点で、そこから、ぐるりと一巡して、またヴィーナスの顔に戻ってくるようになっています。最初の目標時間は１分。スムーズにできるようになったら、ゴールからスタートまで向かう「反対まわり」にも挑戦してください。

目標時間　1分

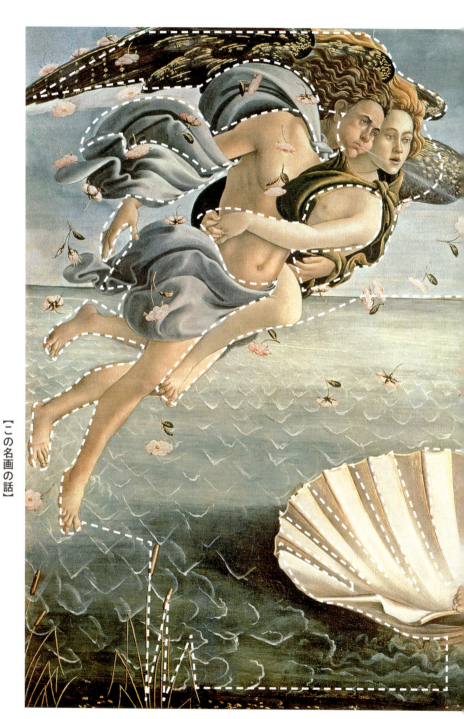

【この名画の話】

描いたのは、15世紀イタリアで活躍した、フィレンツェ出身の画家ボッティチェリ。ボッティチェリは、優雅で美しい聖母や神話の女神を描いた画家として知られています。この絵は現在、フィレンツェのウフィツィ美術館で所蔵展示されています。

Training
6つの眼筋
トレーニング
10

「農民の婚宴」
ピーテル・ブリューゲル1世

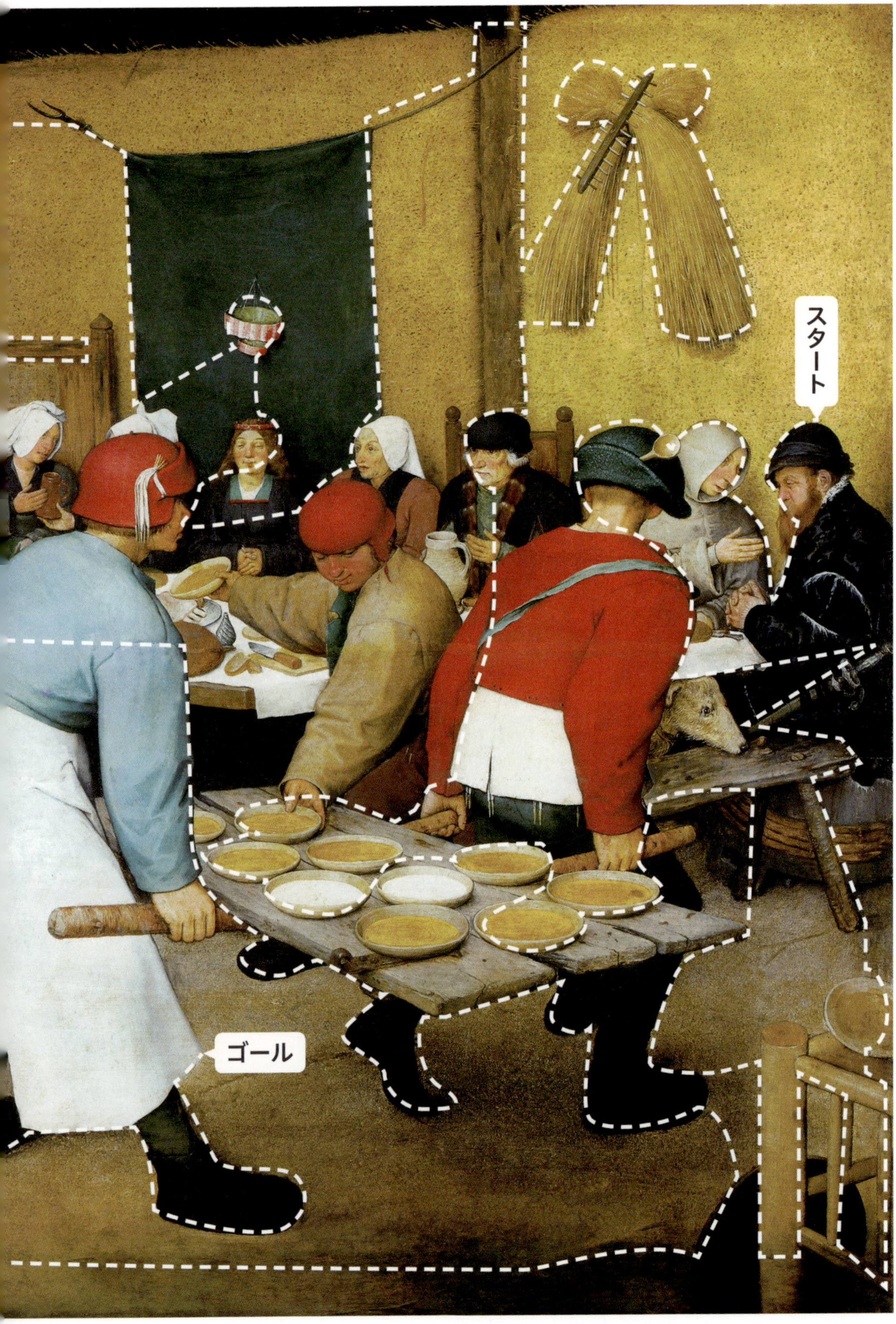

絵の上に描かれている線をスタートからゴールまで、できるだけ早く目線だけでなぞってください。ゴールに到着したらスタートまで戻ります。最初の目標時間は往復で1分30秒。目標の1分30秒が達成できたら、1分25秒、1分20秒……と目標値を上げていきます。

目標時間　1分30秒

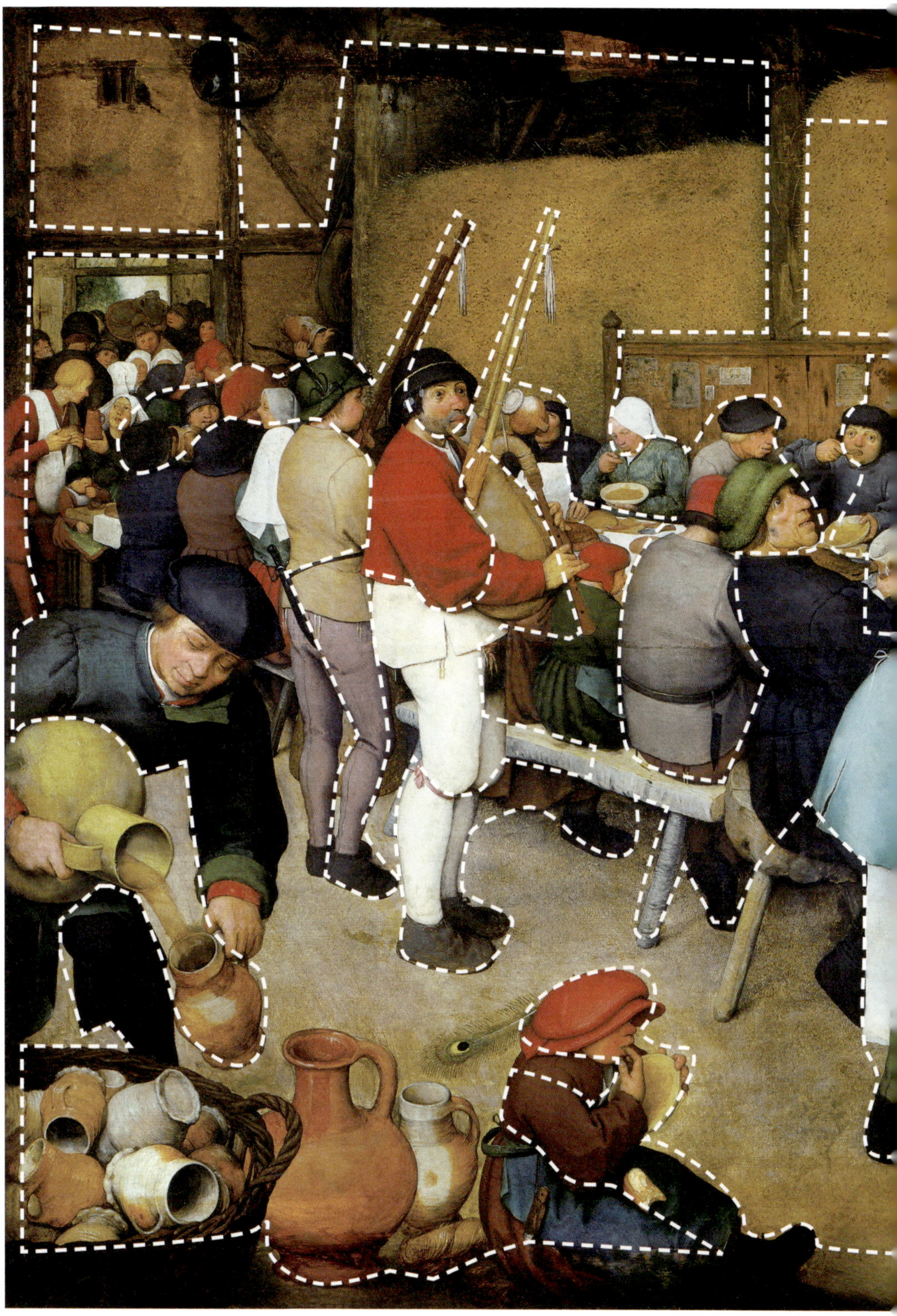

【この名画の話】
ブリューゲルは16世紀ヨーロッパ最高の画家と呼ばれました。この作品には農家の納屋で開かれている結婚の宴が描かれています。当時、農民の姿を進んで描こうとした画家は少ない中、ブリューゲルは農民の暮らしを見つめ、それを作品に残しました。

Training
視野拡大
トレーニング
1

「サンタドレスのテラス」

クロード・モネ

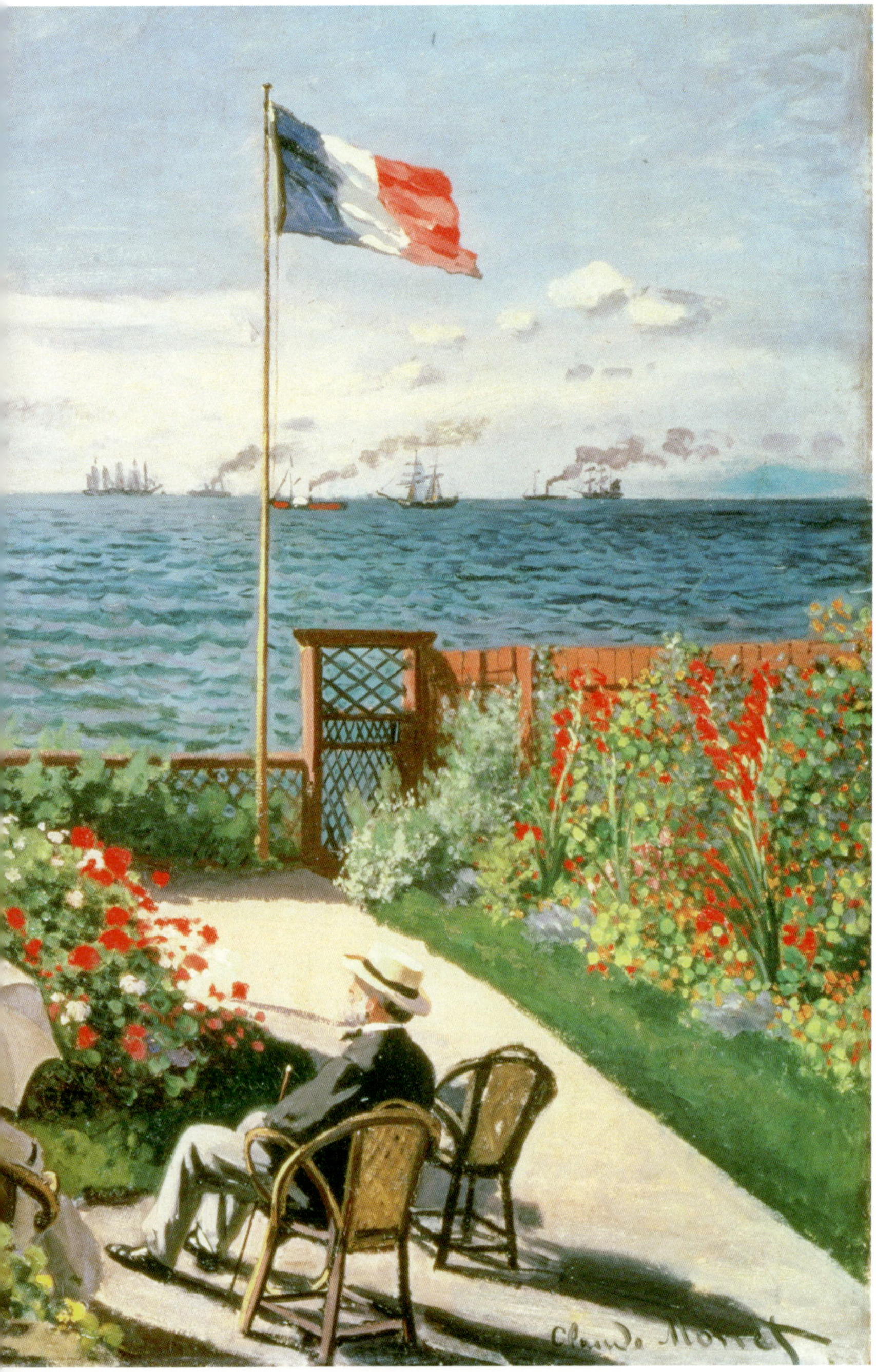

答えは「20隻以上ある」ですが、わからなかった人は、今度はしっかりヨットや船に注目して絵を見て目をつぶり、頭の中で水に浮かぶ船の像を再現してみましょう。視野拡大と記憶力強化のトレーニングになります。

中央の黒の山高帽をかぶった紳士の顔の辺りに視点を置いて、10秒間、絵全体を眺めてください。10秒間絵を見たら「絵を見ずに」絵の左下にある**A**の質問に答えてください。

制限時間 **10**秒

【この名画の話】

印象派を代表する画家、クロード・モネ。モネといえば『睡蓮の池』が有名ですが、この『サンタドレスのテラス』もモネの代表作のひとつ。モデルはモネの家族で、モネの父親と伯母一家が描かれています。

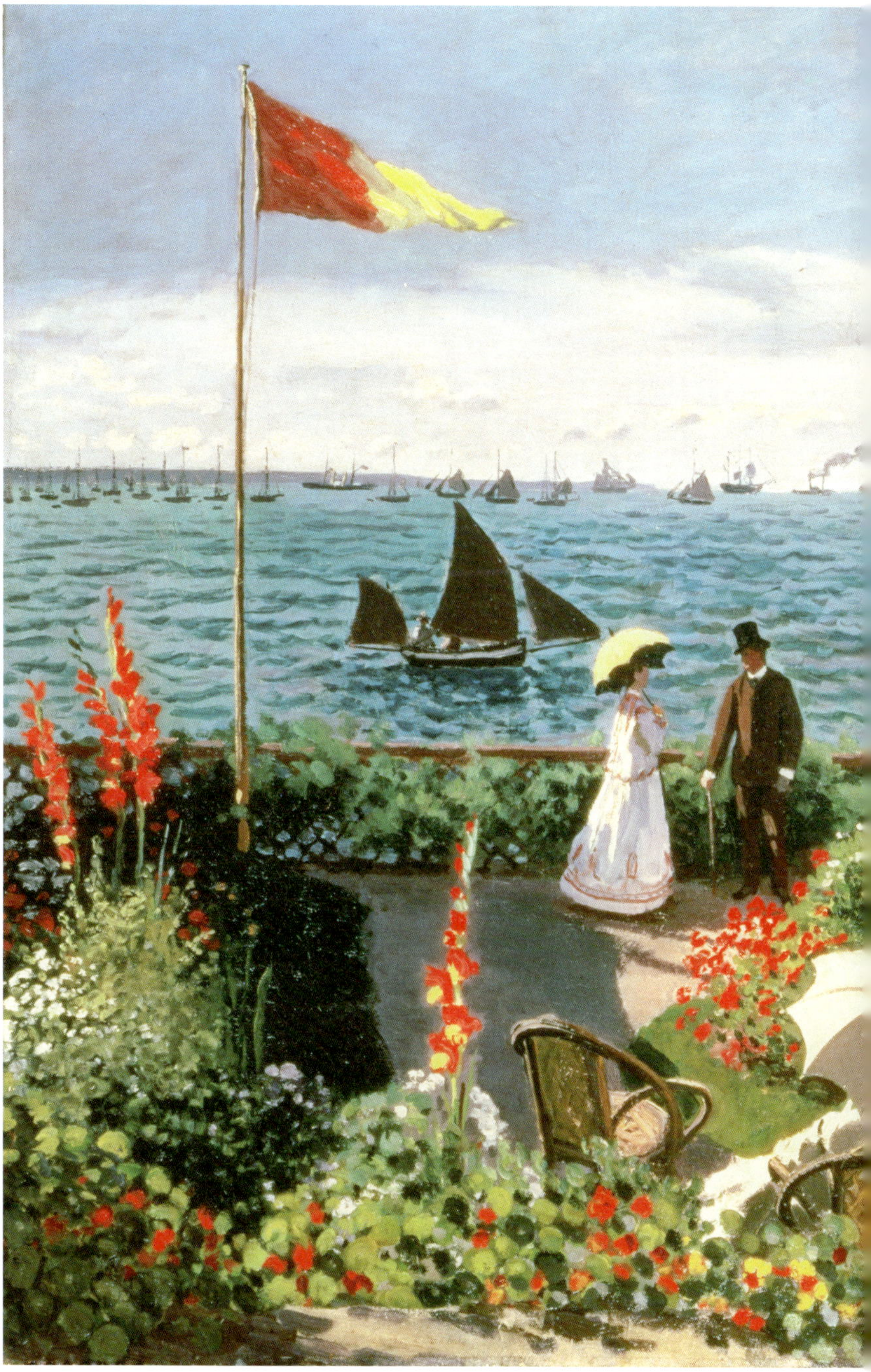

A 絵の中にヨットを含む船は20隻以上ありましたか？

Training
視野拡大
トレーニング
2

「メディチ港」
クロード・ロラン

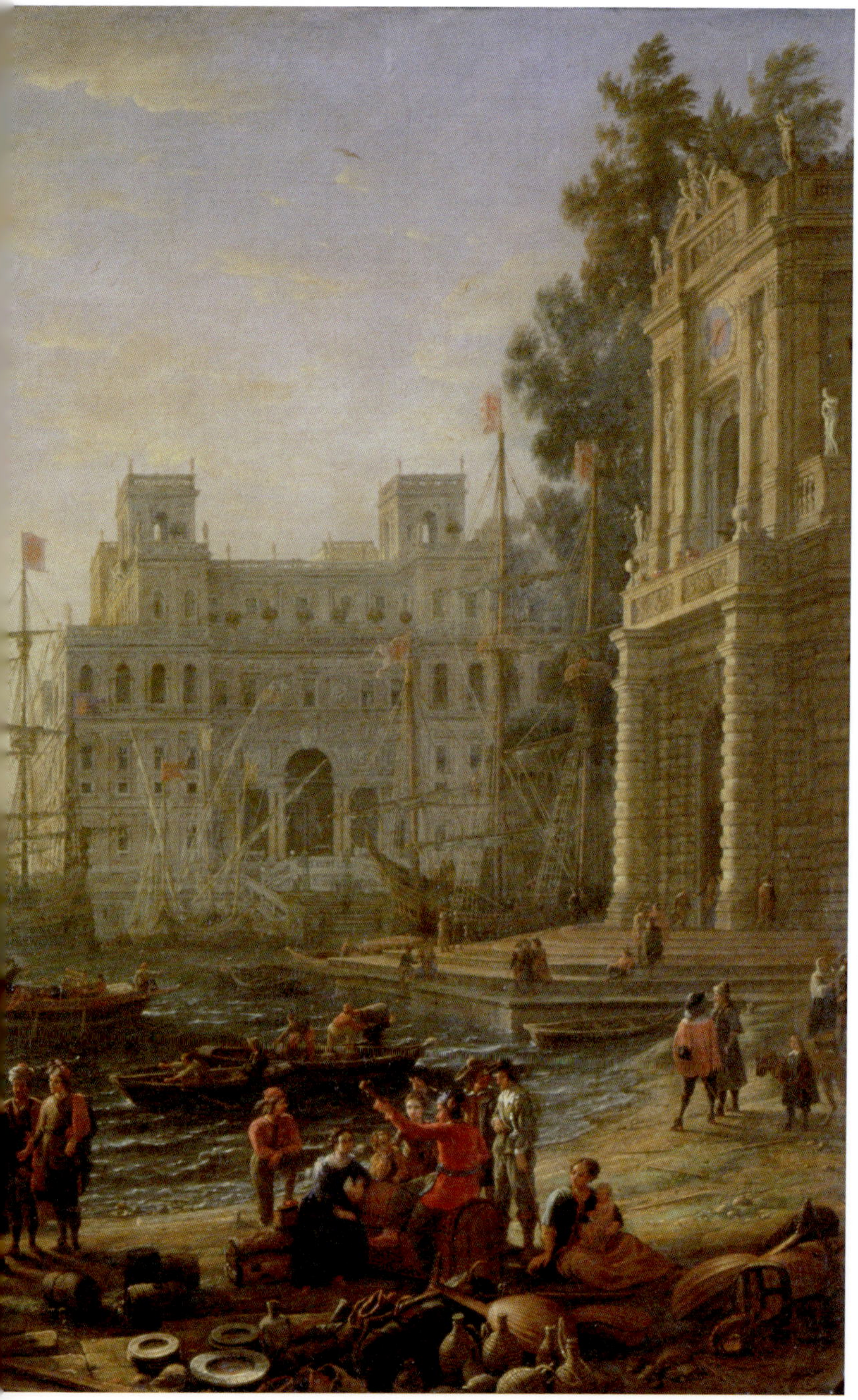

答えは「①描かれている、②20人以上描かれている、③10枚以上描かれている」です。もしわからなかった場合は、10秒間絵を眺めたのちに目をつぶり、頭の中で絵をイメージするトレーニングに取り組んでください。視野拡大と記憶力強化ができます。

絵の中央に視点を置いて 10 秒間全体を眺めてください。10 秒間絵を見たら「絵を見ずに」絵の左下にある **A** の質問に答えてください。

制限時間 **10** 秒

【この名画の話】

風景描写において名声を集めたのが、クロード・ロラン。情緒あふれる美しい風景画を描きつづけました。17世紀フランス古典主義絵画の巨匠です。

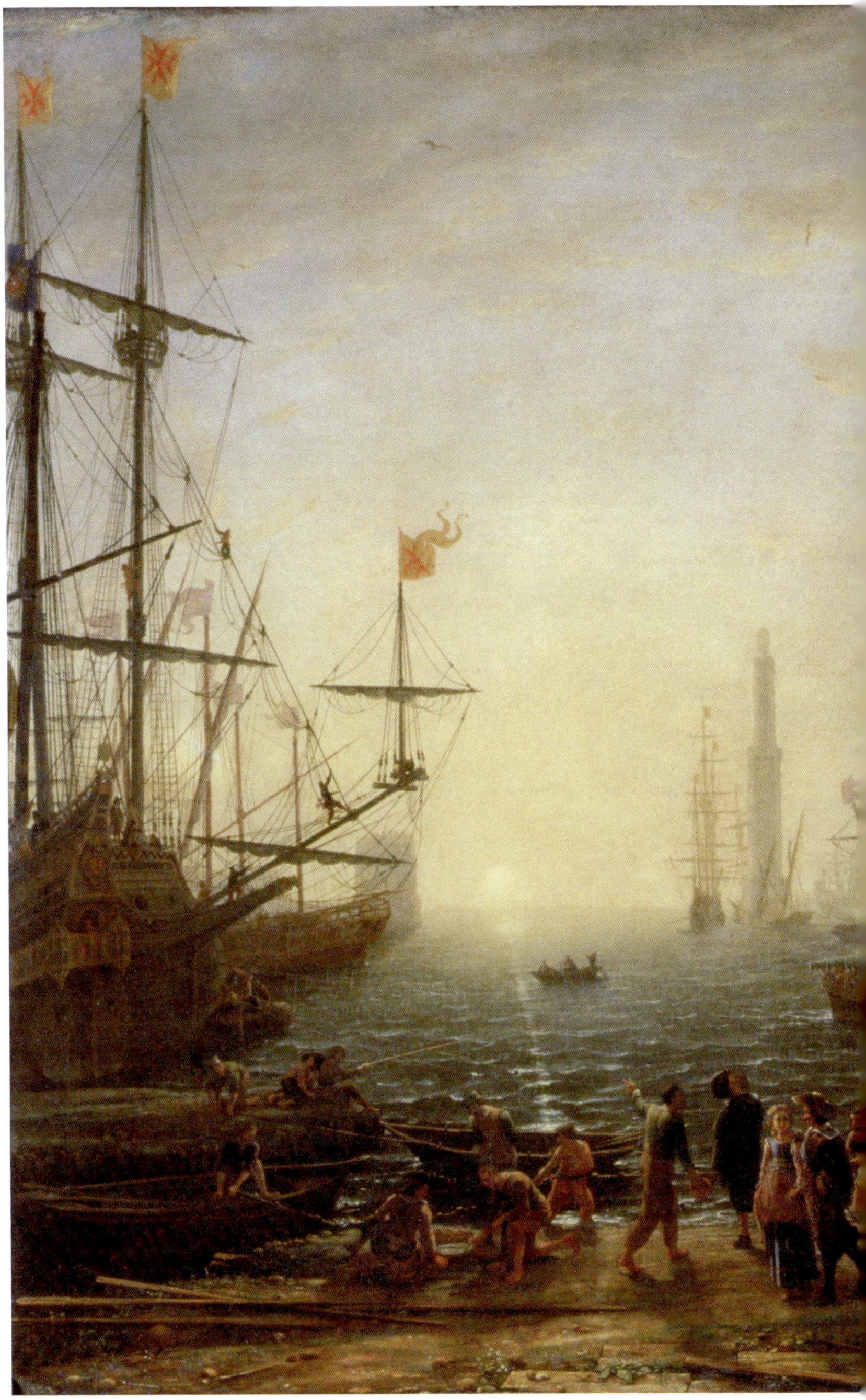

A

①絵の中に壺は描かれていましたか？

②手前の波止場には、20 人以上の人が描かれていましたか？

③船のマストのてっぺんで翻っている旗は 10 枚以上、描かれていましたか？

Training
視野拡大
トレーニング
3

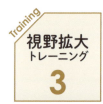

「グラハム家の子供たち」
ウィリアム・ホガース

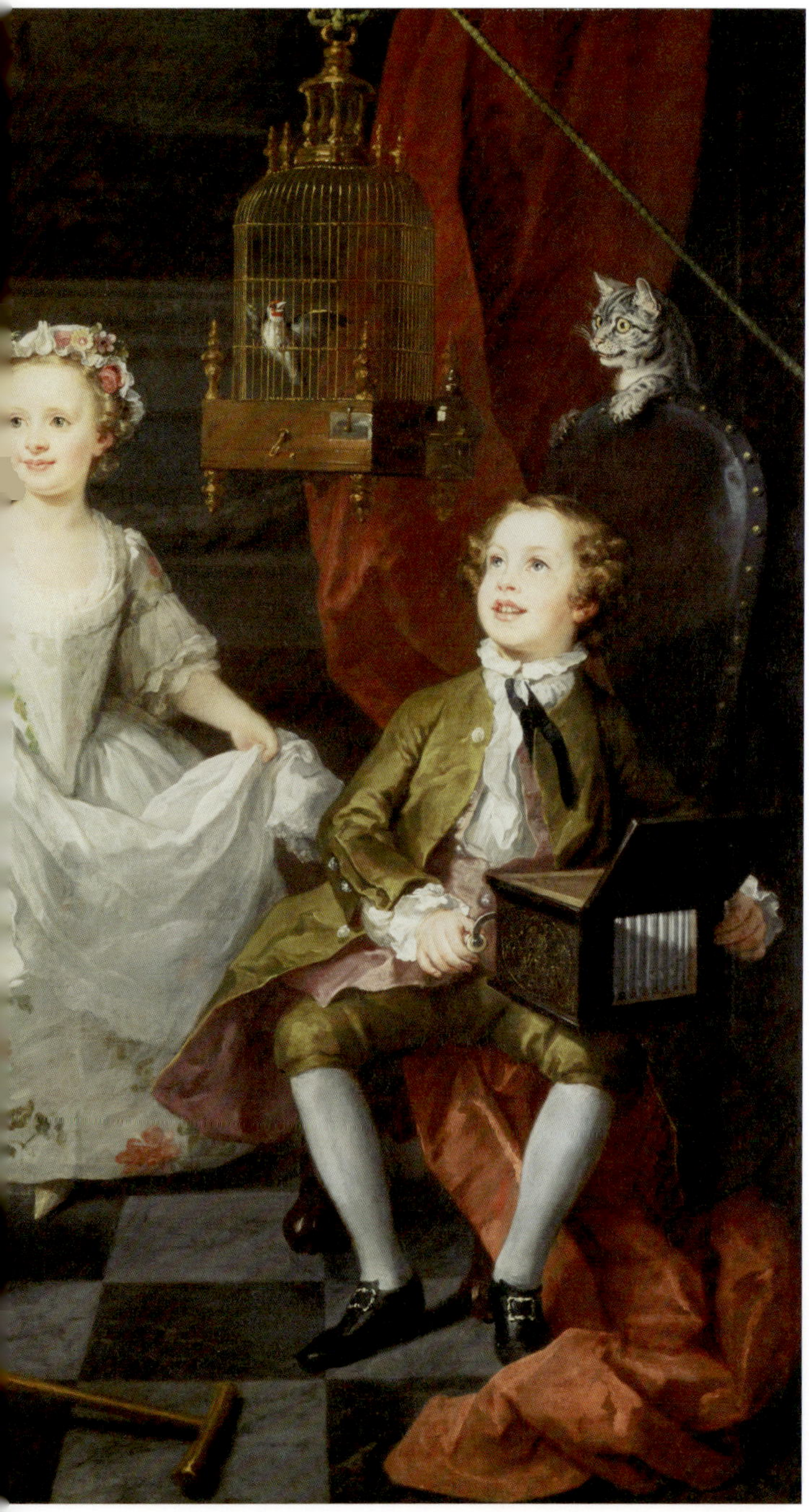

答えは「①２人、②いない、③猫と鳥」です。それぞれの設問に全く回答できなかったら、あなたは視野を狭めて、絵の中心しか見ていなかったことになります。毎日、何回でも絵を眺めて、頭の中で絵画を再現するトレーニングを行ってください。

絵の中心部に視点を置いて、10 秒間全体を眺めてください。10 秒間絵を見たら「絵を見ずに」絵の左下にある **A** の質問に答えてください。

制限時間 **10** 秒

【この名画の話】
ウィリアム・ホガースは18世紀に活躍したイギリスを代表する画家です。『当世風の結婚』のような風刺画を多く描きながら、肖像画家としても活動していました。この絵画はロンドン・ナショナル・ギャラリーに収蔵されています。

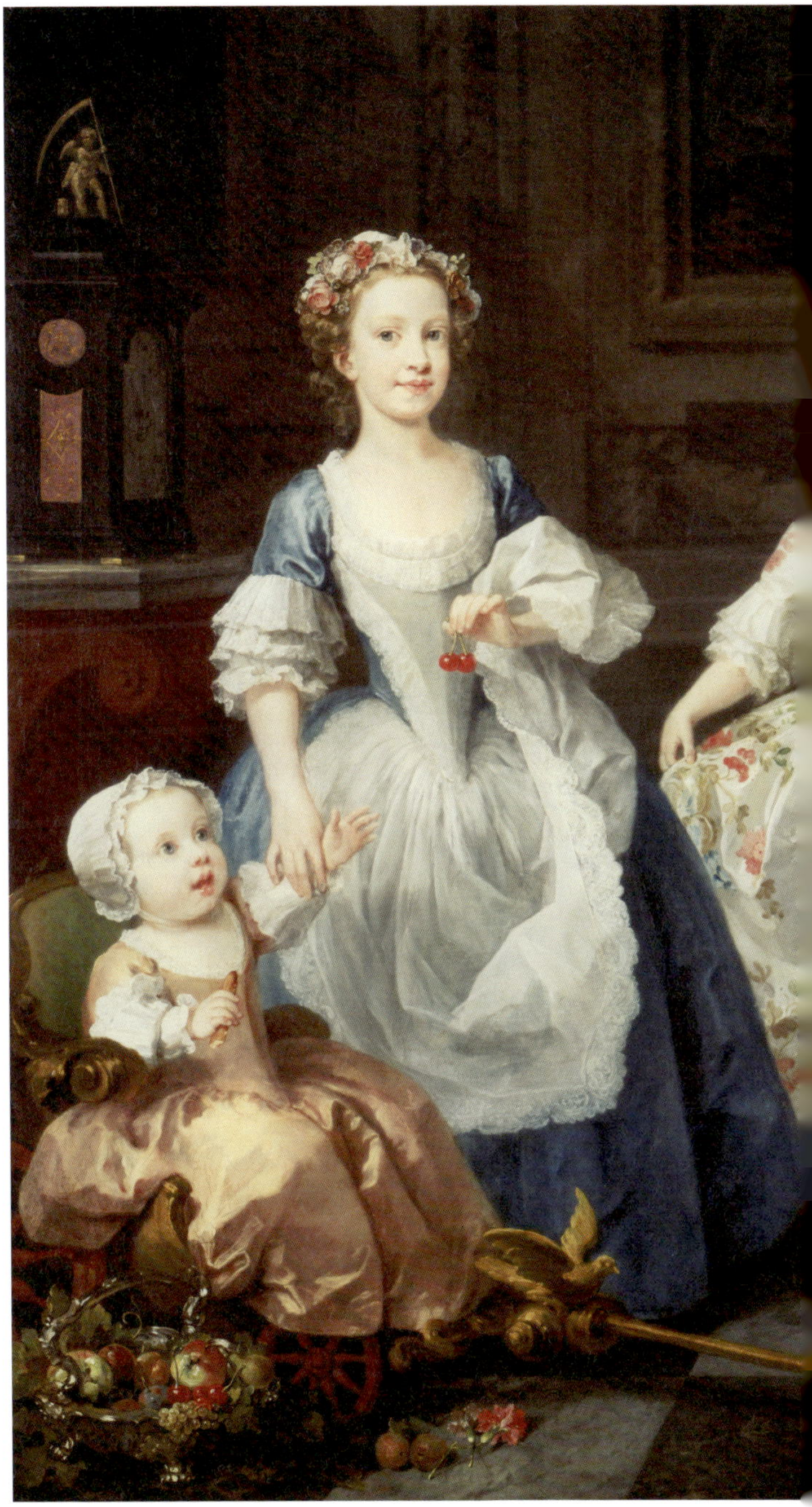

A

①絵には４人の人物が描かれていましたが、頭に花を飾っていた人は何人いましたか？
②手にいちごを持っている人物はいましたか？
③人物以外に描かれている生きものは何ですか？

Training
視野拡大トレーニング 4

「市場から戻ったフラジェイの農民」
ギュスターヴ・クールベ

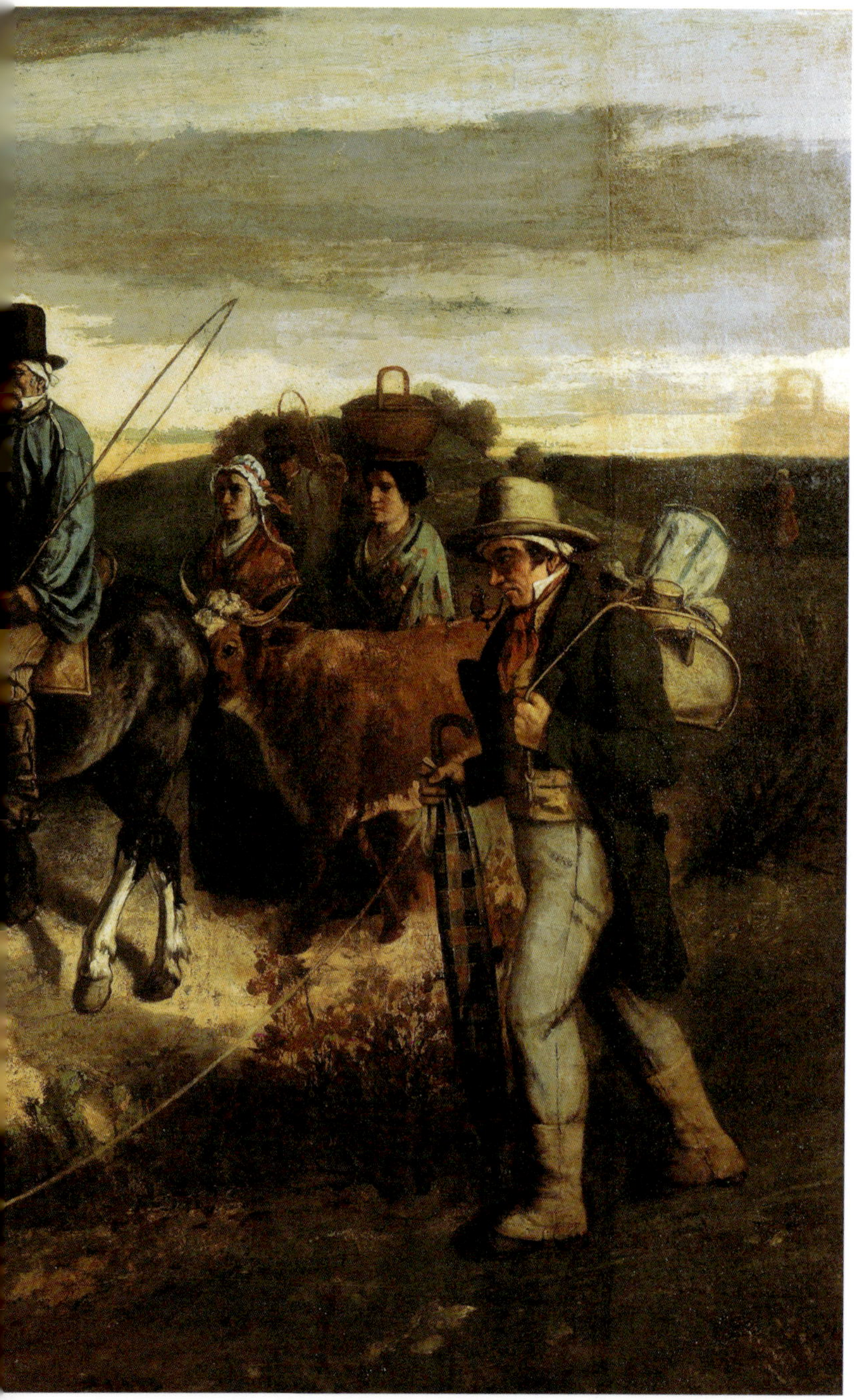

答えは「①２人、②女性でカゴ、③牛が４頭、馬が２頭、豚が１匹」です。
①②③の問いに対する解答画像が頭の中で思い描けるようになるまで、何度でもこのトレーニングを実行しましょう。

中央の黒い山高帽子をかぶった男性の胸元辺りに視点を置いて、10 秒間全体を眺めてください。10 秒間絵を見たら「絵を見ずに」絵の左下にある **A** の質問に答えてください。

制限時間 10 秒

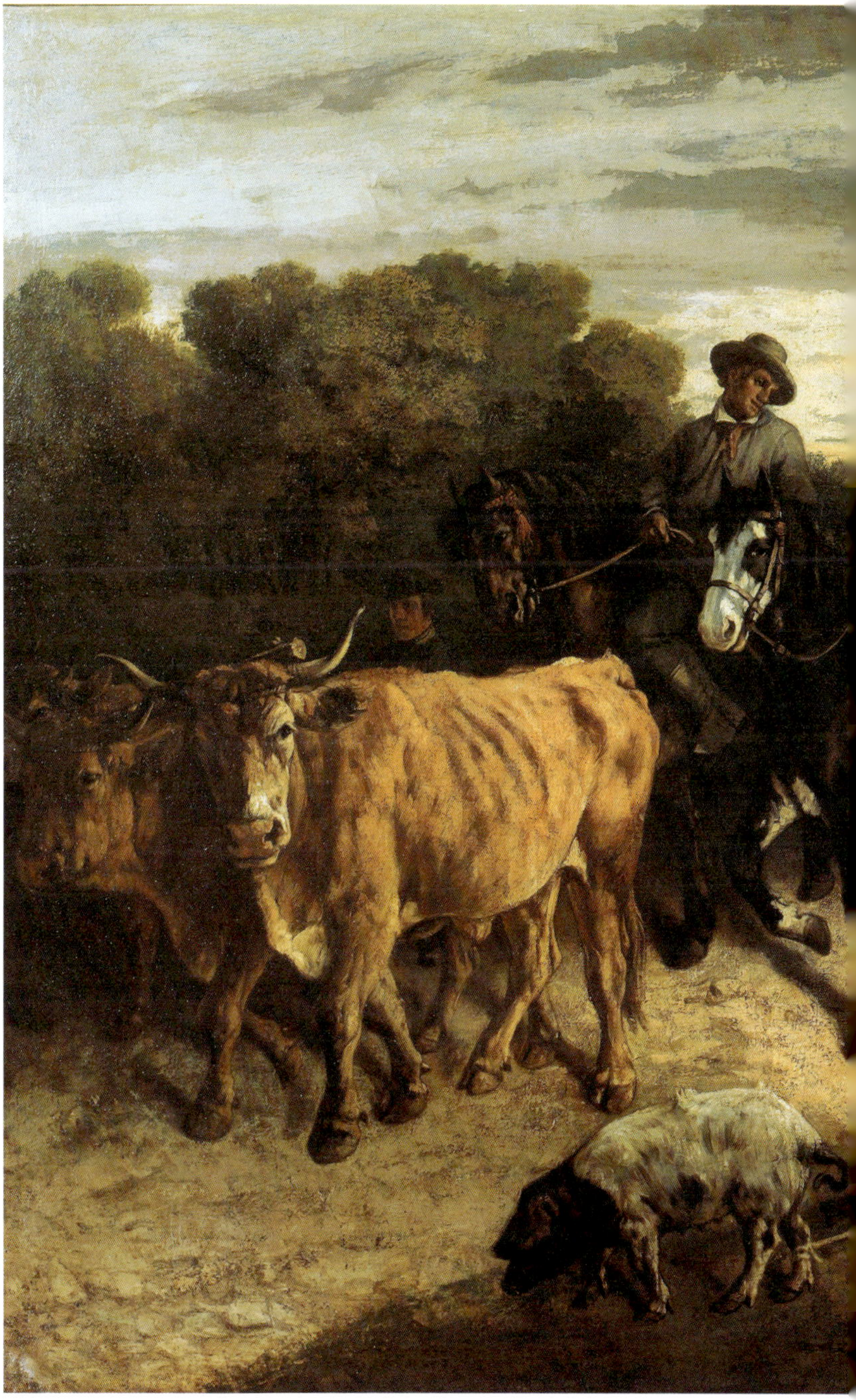

【この名画の話】

クールベは、フランスを代表する画家のひとり。理想主義を排し、農民や労働者の生活をありのままに描くなど、リアリズムの作風に傾倒しました。「リアリズムの本質は、理想の否定にある……美の表現は、画家が持つ構想力に正比例する」という言葉を残しています。

A

①絵には女性が何人描かれていたでしょうか？
②帽子以外のものを頭に載せている人がいますが、それは男性、女性、どちらで、何を載せていたでしょうか？
③どんな動物が、それぞれ何頭ずつ描かれていたでしょうか？

Training
視野拡大トレーニング 5

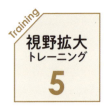

「1867年のパリ万国博覧会の光景」
エドゥアール・マネ

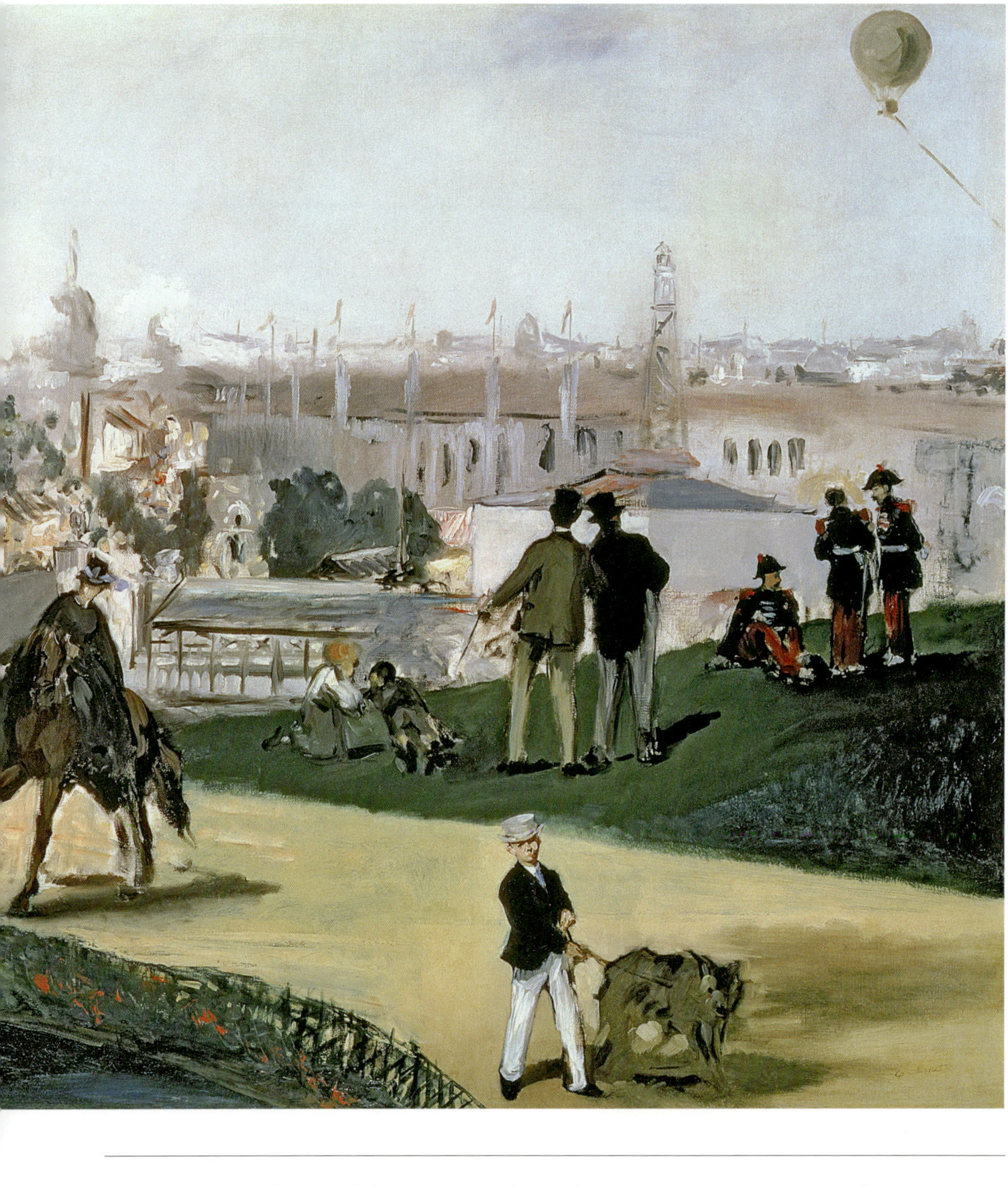

答えは「①16人、②12人、③違う。飛んでいたのは気球」です。それぞれの設問に全く回答できなかったら、毎日、何回でも絵を眺めて、頭の中でイメージ画像を再現するトレーニングに取り組んでください。

絵の中央、馬に乗っている黒服の人の辺りに視点を置いて、10秒間全体を眺めてください。10秒間絵を見たら「絵を見ずに」絵の左下にある**A**の質問に答えてください。

制限時間 10秒

【この名画の話】
この絵画に描かれている1867年のパリ万国博覧会は日本が初参加した国際博覧会で、江戸幕府、薩摩の島津家、佐賀の鍋島家が、それぞれ〝独立国〟として出展した史実で有名です。マネはこの催しに乗じて会場近くで個展を開いたといわれています。

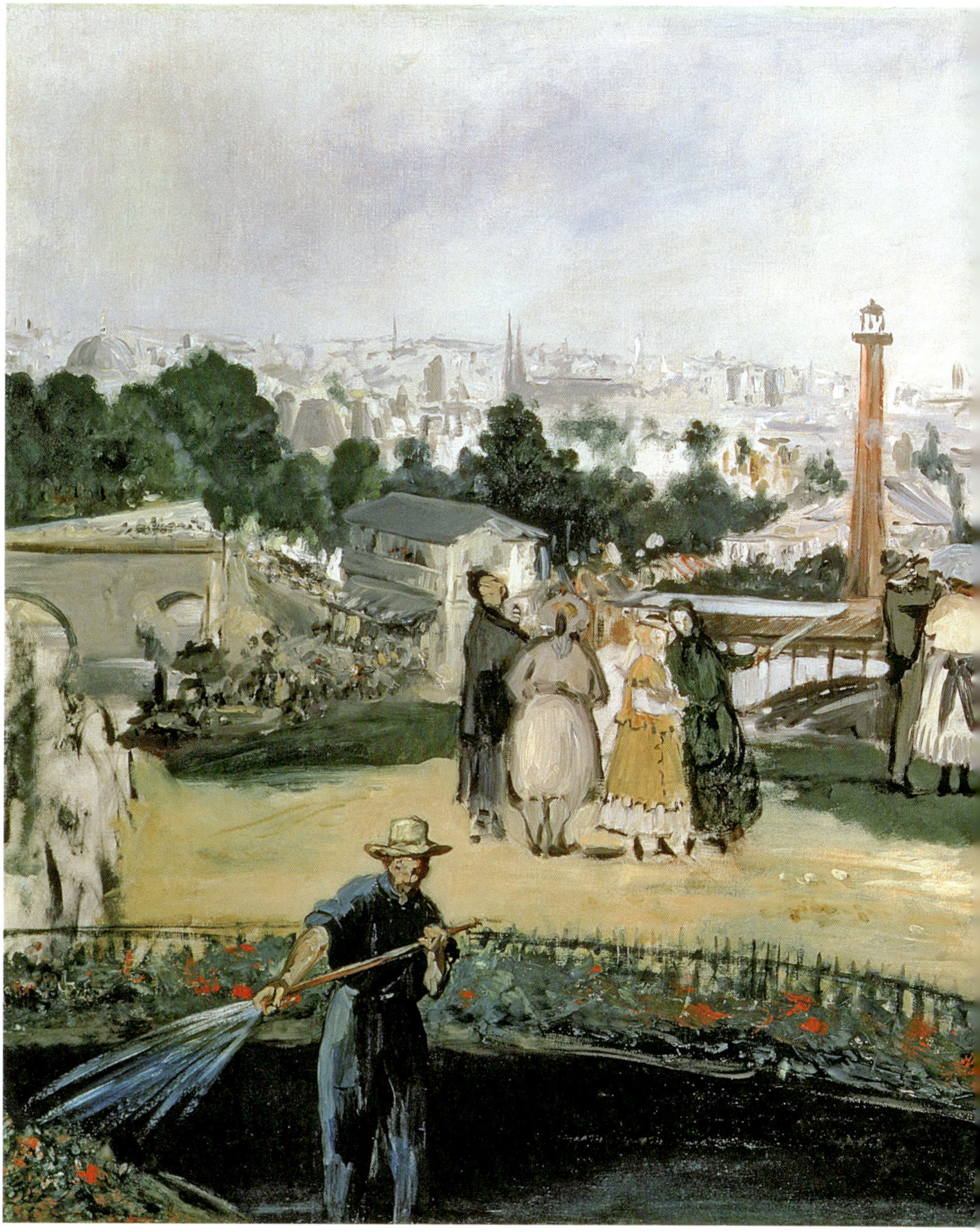

A
①絵には、何人の人物が描かれていましたか？
②描かれている人物の中に、立っている人は何人いましたか？
③右上に飛んでいたのは飛行機でしたか？

Training
視野拡大
トレーニング
6

「ムーラン・ド・ラ・ギャレット」

ピエール＝オーギュスト・ルノワール

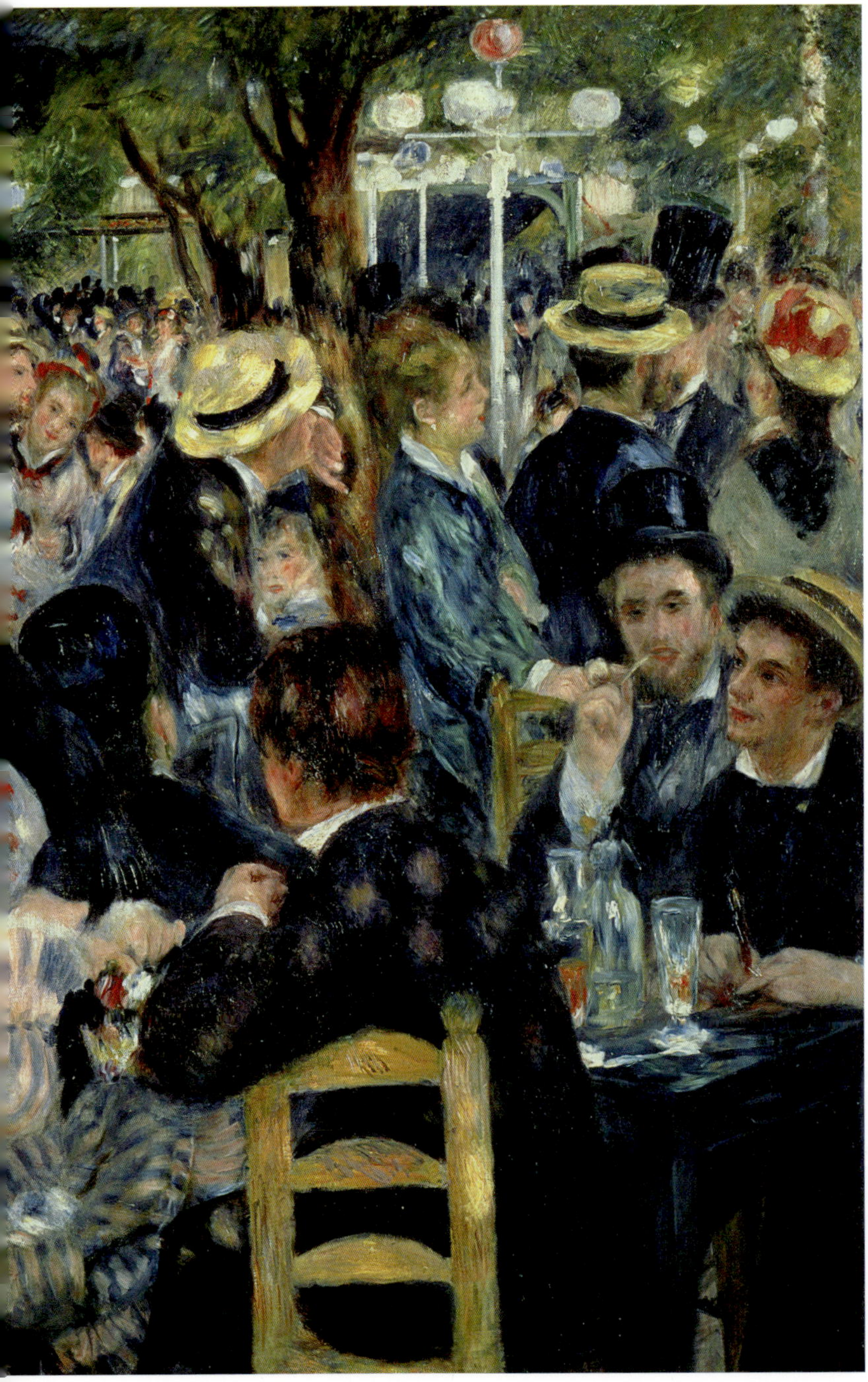

答えは「①していない、②いる、③している」です。もしどの質問にも答えられなかった場合は、この絵画を10秒間見つめたあとで、目をつぶって絵に何が描かれていたか隅々まで思い出すというトレーニングをくり返してください。

絵の中心部に視点を置いて、10 秒間全体を眺めてください。10 秒間絵を見たら「絵を見ずに」絵の左下にある **A** の質問に答えてください。

制限時間 **10** 秒

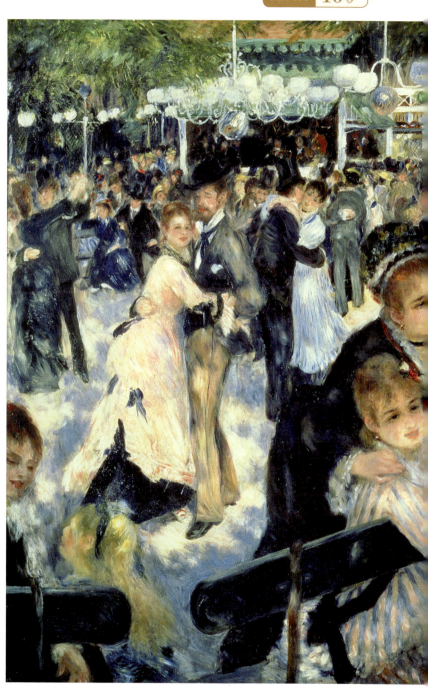

【この名画の話】

ルノワールが30代半ばに描いた『ムーラン・ド・ラ・ギャレット』は、彼の代表作です。ムーラン・ド・ラ・ギャレットとは、パリ・モンマルトルの丘にある大衆的なダンスホールのこと。集まった人々の楽しげな様子が美しい木漏れ日の中に描かれています。

A

①絵の中央に描かれている黒い帽子をかぶった女性は、指輪をしていましたか？
②黄色い帽子をかぶった人は絵の中に５人以上いましたか？
③左下にいる金髪の女の子は髪飾りをしていましたか？

Training

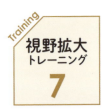

視野拡大
トレーニング
7

「春(ラ・プリマヴェーラ)」
サンドロ・ボッティチェリ

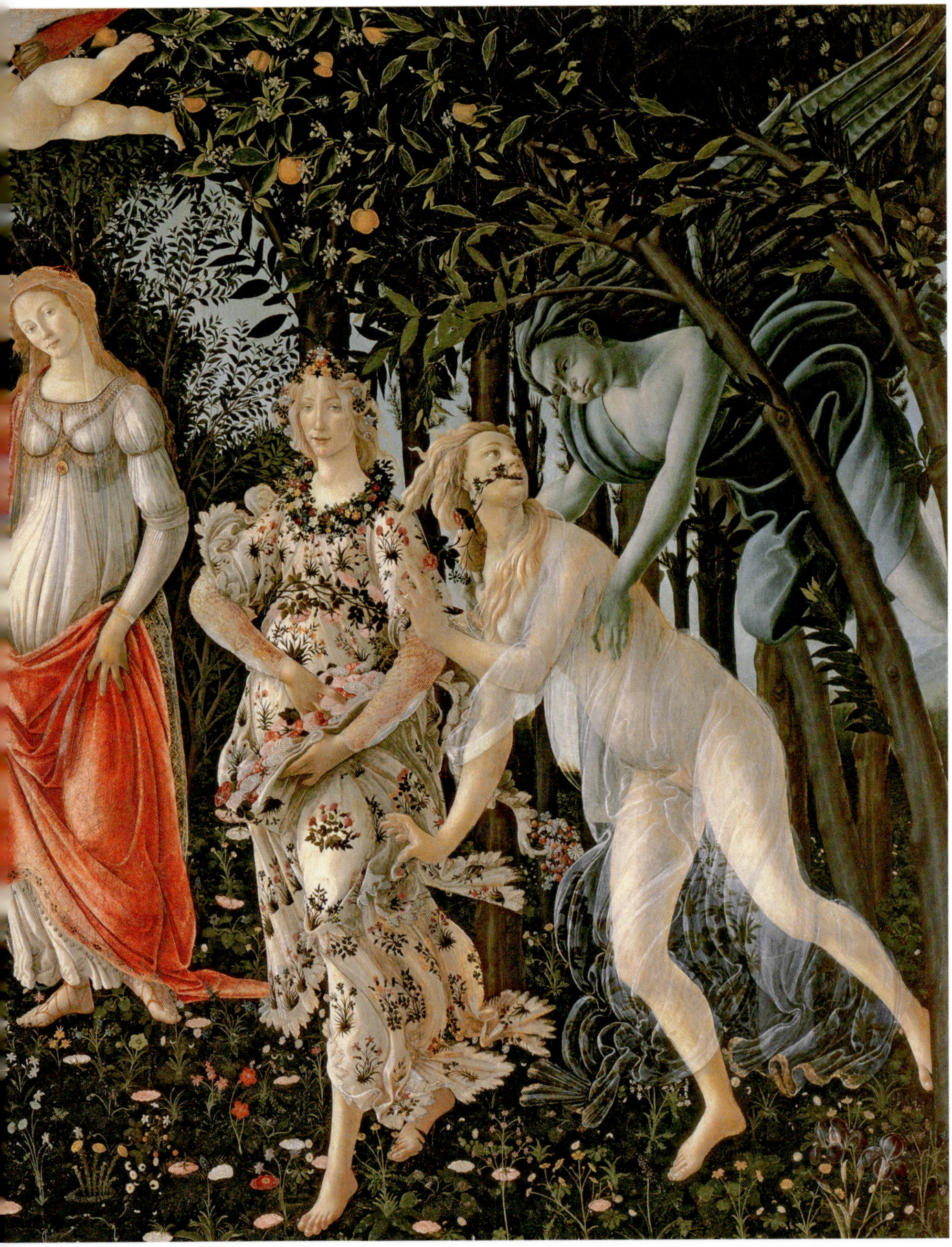

答えは「①違う。右手を上げている、②2人、③7番目」です。ひとつも思い出せないようであれば、視野が狭くなっている証拠です。何度もトレーニングをくり返しましょう。

中央の天使の下にいる女性のお腹辺りに視点を固定して、絵全体を眺めてください。10秒間絵を見たら「絵を見ずに」絵の左下にある**A**の質問に答えてください。

制限時間 10秒

【この名画の話】

ボッティチェリの後援者メディチの依頼で描かれたといわれる、ボッティチェリの代表作。右側に描かれているのが西風の神ゼフュロス、中央にいる女性はヴィーナスなどといわれているが、何が描かれているのか所説入り乱れている謎多き作品。

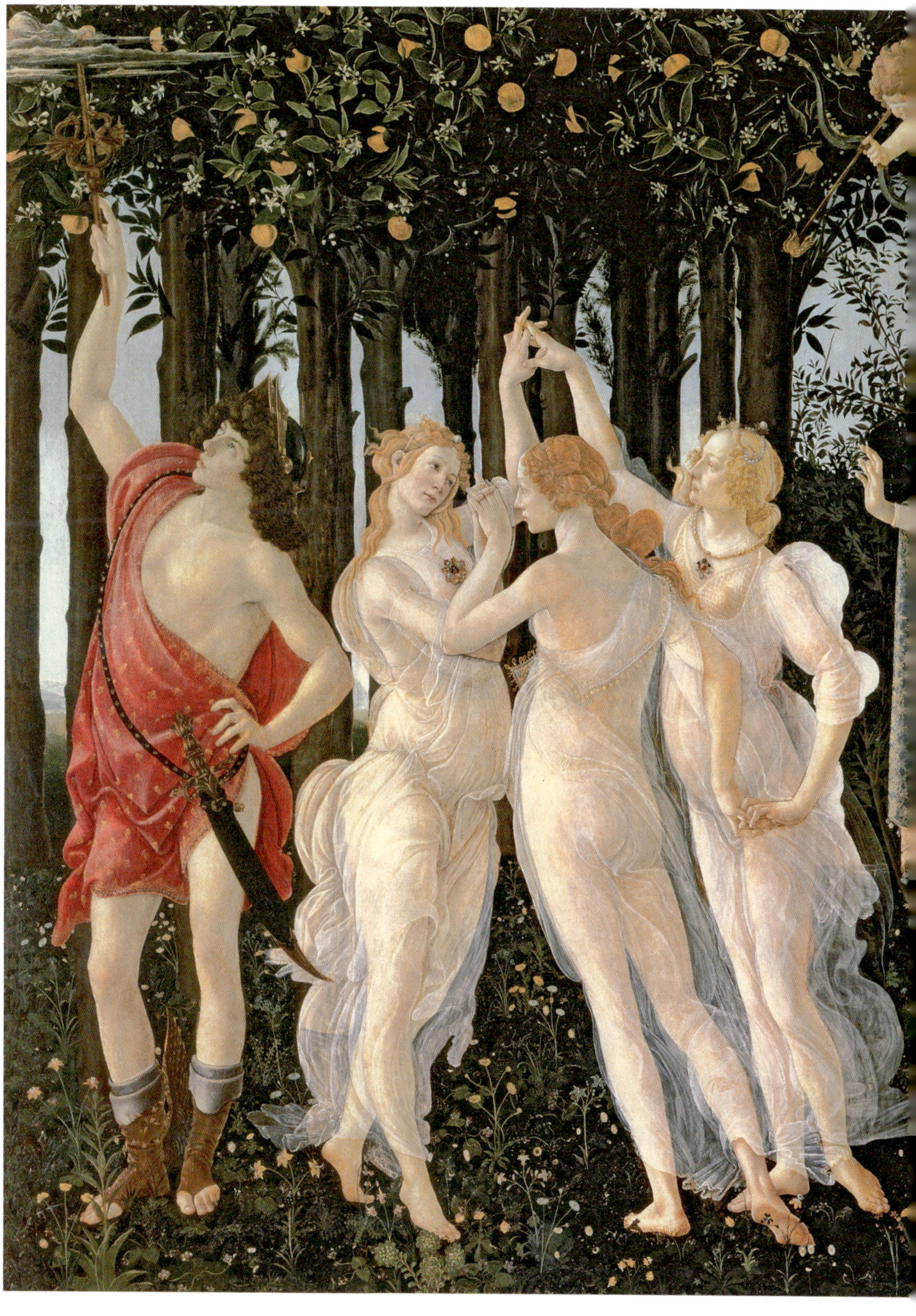

A

①左端にいる赤い服を着た男性は左手を上げていましたか？
②靴を履いている人は何人いましたか？
③口に花をくわえている女性は左から何番目にいましたか？

Training
視野拡大
トレーニング
8

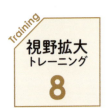

「受胎告知」

レオナルド・ダ・ヴィンチ

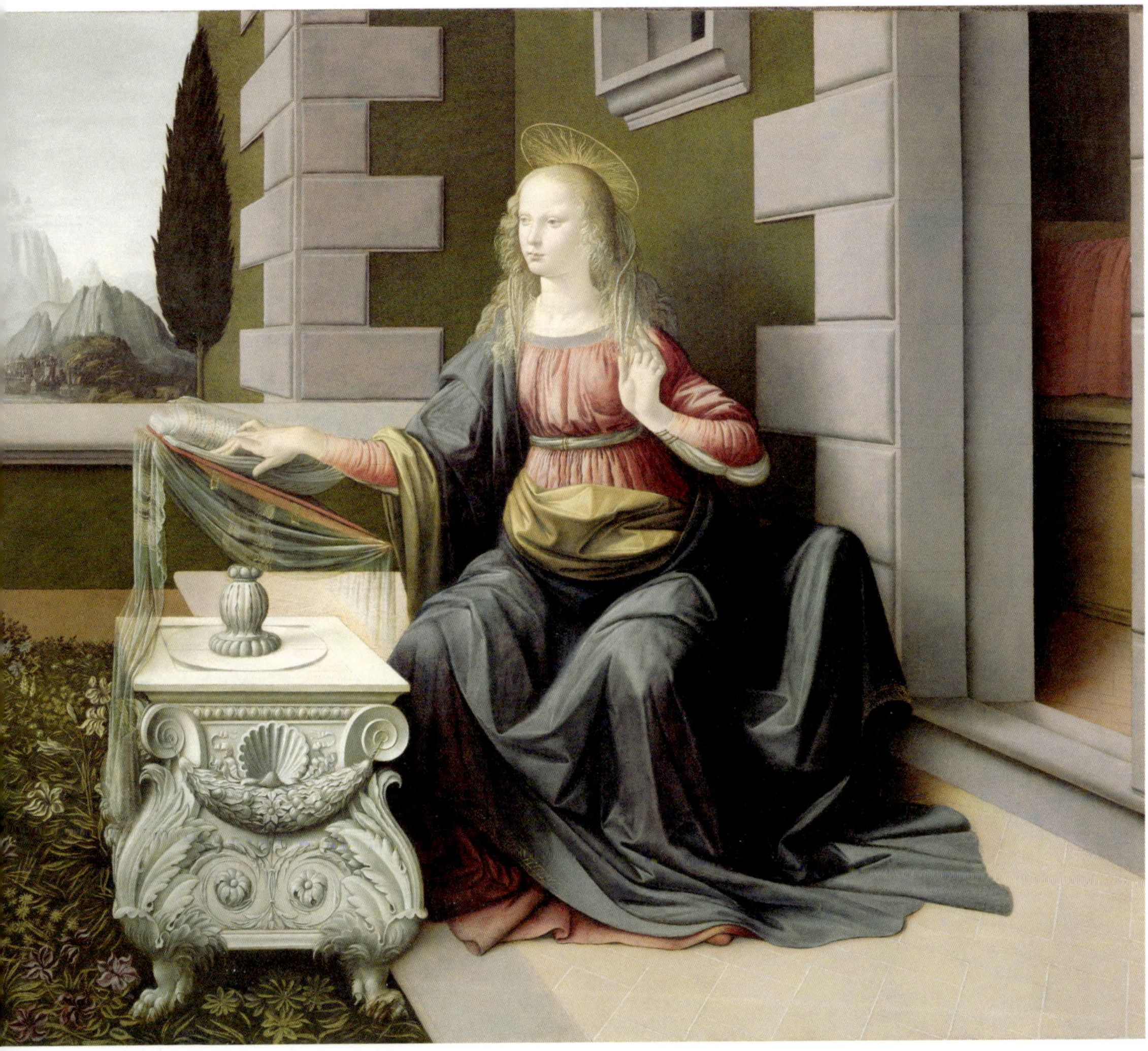

答えは「①ある、②右手、③緑色」です。①②③の問いに対する解答画像が頭の中で思い描けなければ、視野が狭まっているといえます。絵を見ずに全て答えられるようになるまで、何度でも、このトレーニングをくり返してください。

絵の中央辺りに視点を置いて、10 秒間、絵全体を見るようにします。10 秒間絵を見たら「絵を見ずに」絵の左下にある **A** の質問に答えてください。

制限時間 **10** 秒

【この名画の話】

ルネサンス期の画家達の宗教画のモチーフとしてよく描かれていたのが、受胎告知。左手にいるのが、天使ガブリエル。右手にいるのが聖母マリア。ガブリエルが持つ白百合は、聖母マリアの純潔、貞操を象徴しています。

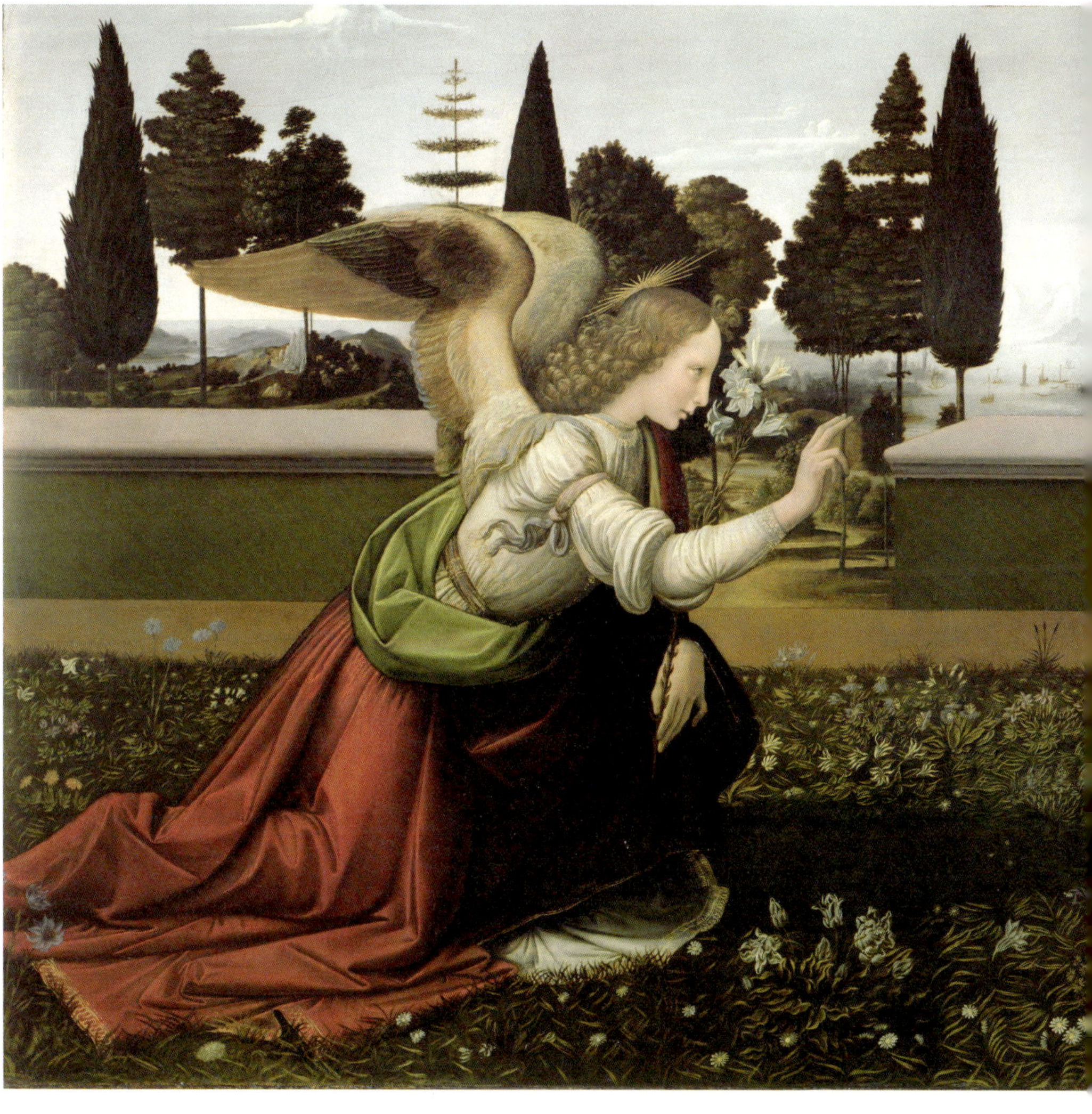

A

①天使の後ろには木が９本以上あったでしょうか？
②天使が上げている手は右手だったでしょうか、それとも左手だったでしょうか？
③右側にいた女性（マリア）の後ろの壁は何色だったでしょうか？

Training
視野拡大トレーニング
9

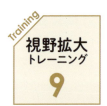

「グランド・ジャット島の日曜日の午後」
ジョルジュ・スーラ

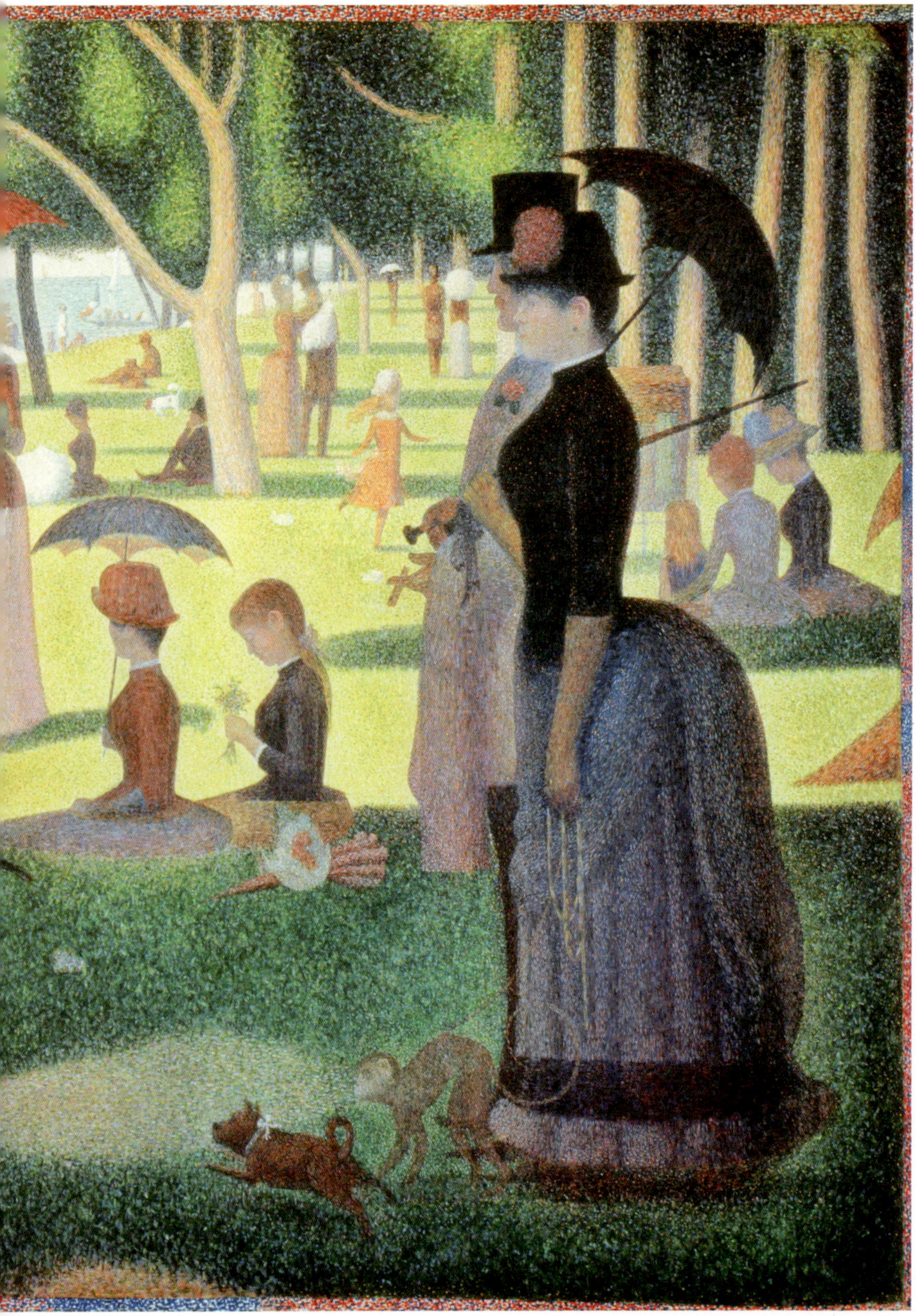

答えは「①描かれている、②男性。肘をついて寝そべっている、③猿と犬」です。思い出せなければ、あなたが絵全体を見ていなかったことになります。10秒間絵全体を眺めて、細部に何が描かれていたか思い出すというトレーニングを続けてください。

絵の中心部に視点を置いて、10 秒間全体を眺めてください。10 秒間絵を見たら「絵を見ずに」絵の左下にある **A** の質問に答えてください。

制限時間 **10** 秒

【この名画の話】

『グランド・ジャット島の日曜日の午後』はジョルジュ・スーラの代表作。当時20代にして生涯の大作を作り上げたといわれています。スーラは細かな点で絵を描く「点描画」のパイオニア的存在でもあります。

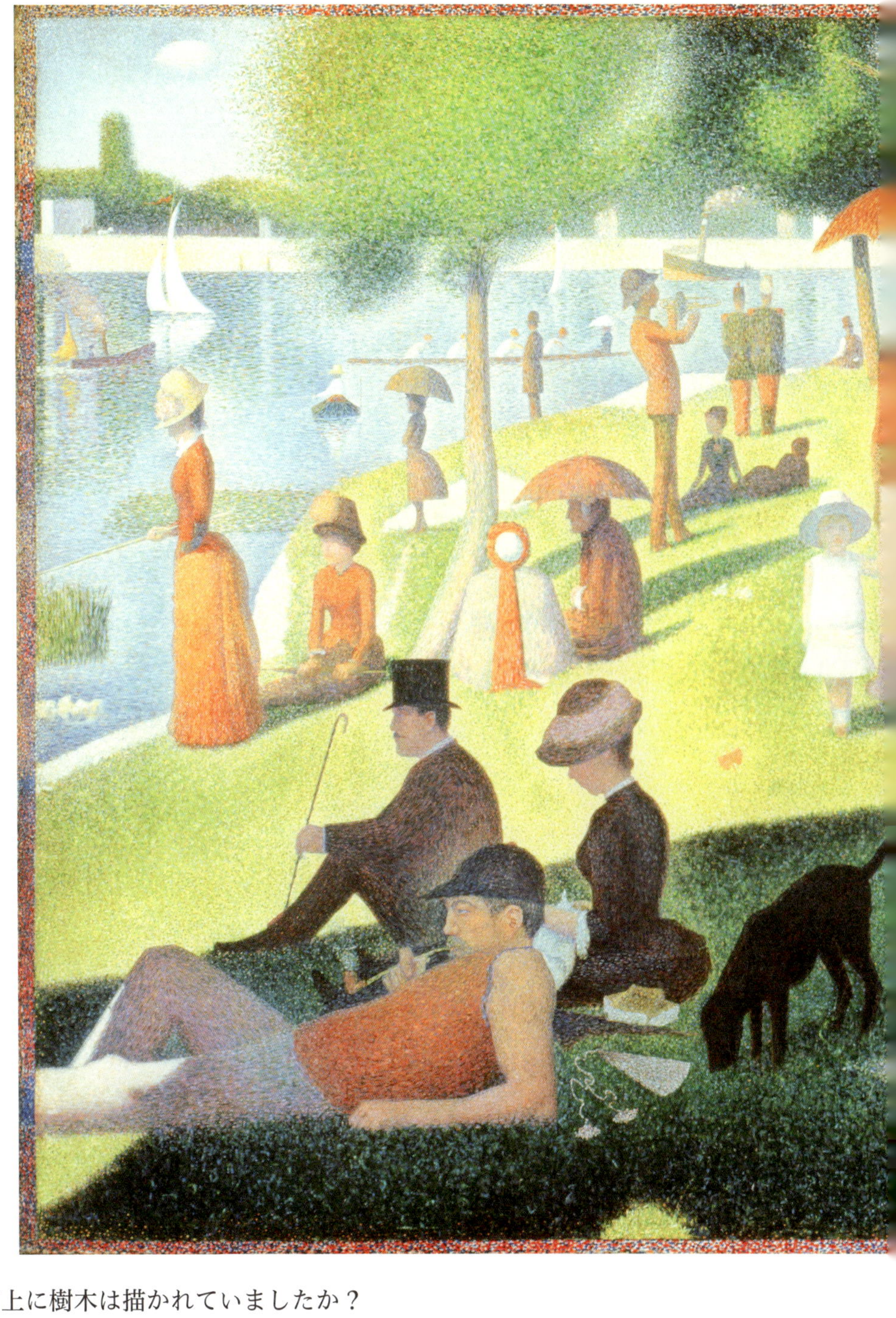

A

①絵画の右上に樹木は描かれていましたか？
②絵画の左下に描かれていたのは男性ですか、女性ですか？　また、どういうポーズをとっていましたか？
③絵画の右下に並んで描かれていた動物は何と何ですか？

Training
視野拡大
トレーニング
10

「最後の審判」

ミケランジェロ・ブオナローティ

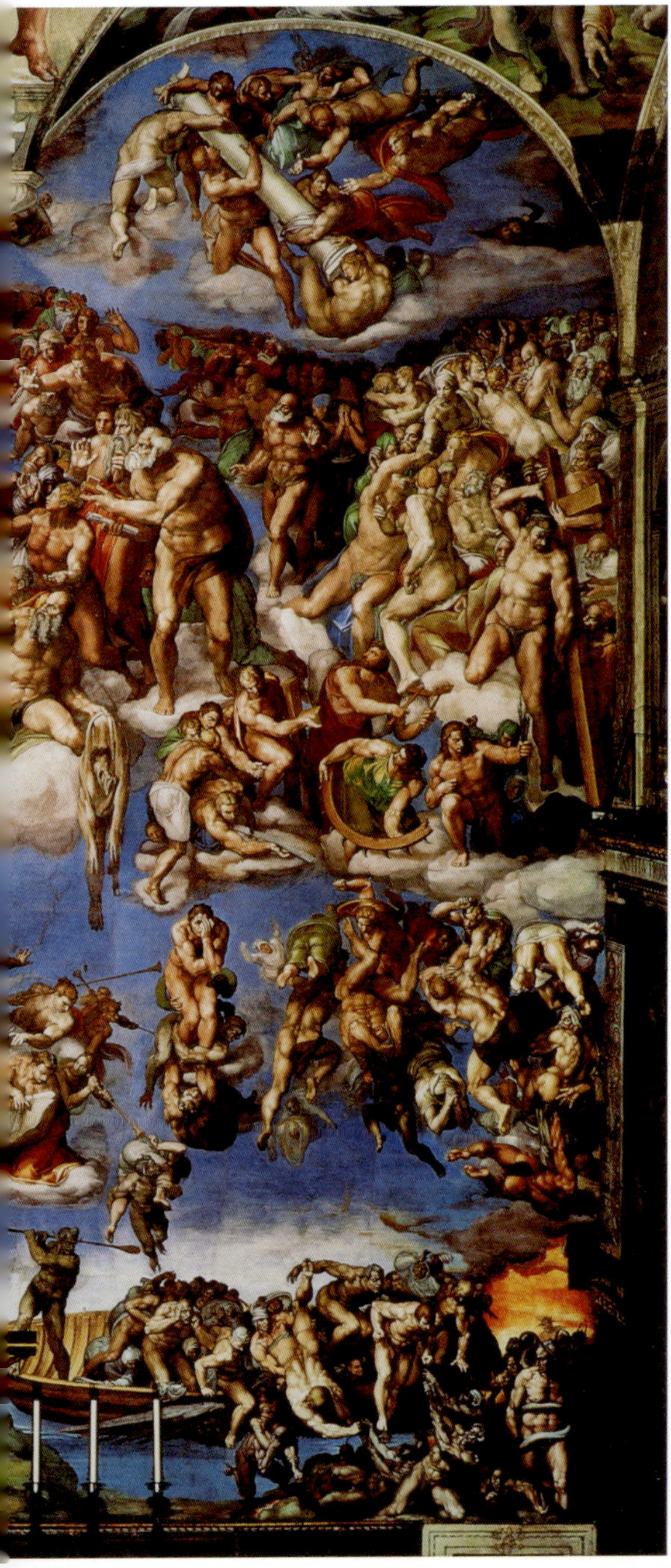

答えは「①十字架、②右手、③上がっていない。上がっているのは黒い煙」です。思い出せなければ、あなたが絵全体を見ていなかったことになります。10秒間絵全体を眺めて、細部に何が描かれていたか思い出すというトレーニングを続けてください。

絵の中心部に視点を置いて、10 秒間全体を眺めてください。10 秒間絵を見たら「絵を見ずに」絵の左下にある **A** の質問に答えてください。

制限時間 **10** 秒

【この名画の話】
イタリア盛期ルネサンス期の彫刻家で、画家としても名高い、ミケランジェロがヴァチカンのシスティーナ礼拝堂の祭壇の背後の壁に描いた『最後の審判』。約4年の歳月をかけてひとりで描いたといわれています。

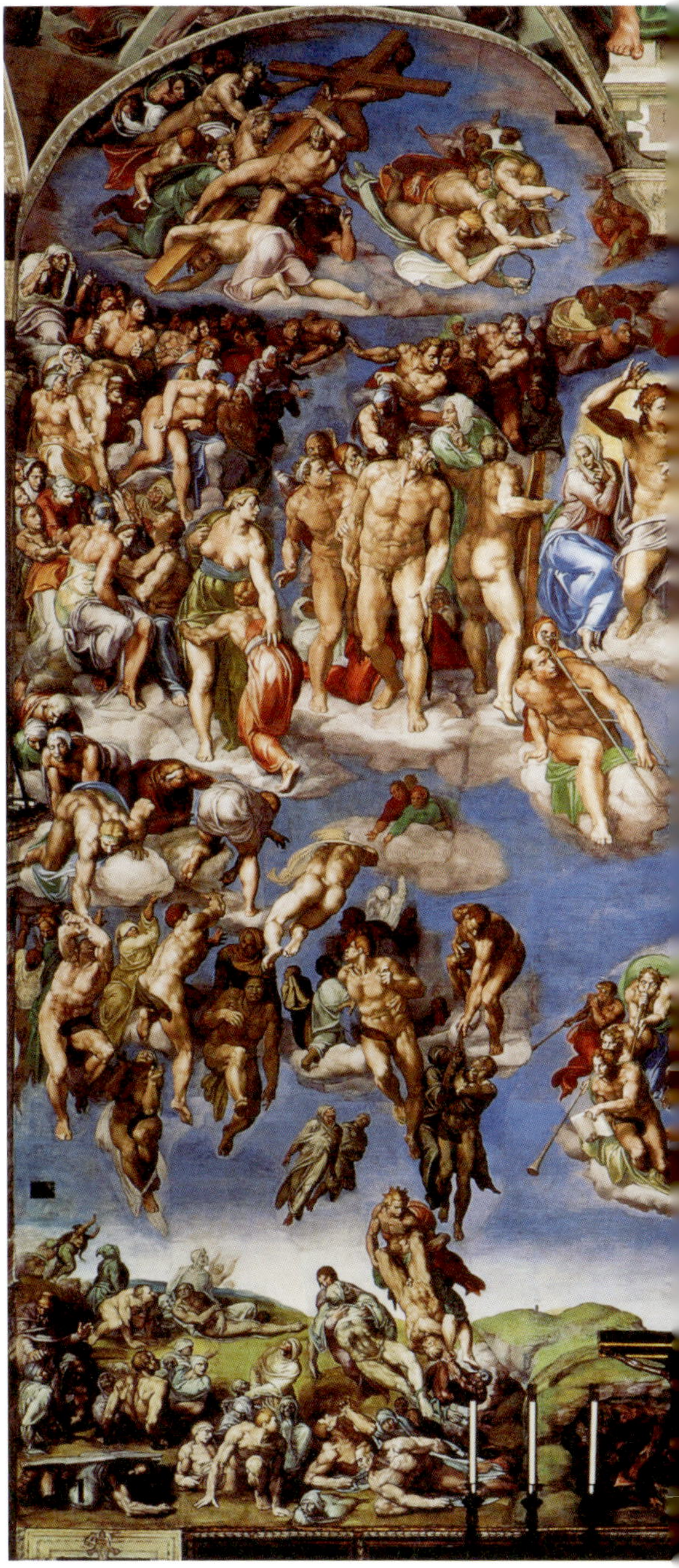

A

①左上にいる人々が数人で抱きかかえていたのは何ですか？
②中央にいる人物は右手を上げていましたか？　左手を上げていましたか？
③右下には緑色の煙のようなものが上がっていましたか？

Training
6つの眼筋
&視野拡大
トレーニング
1

「弟子二人と一緒の自画像」

アデライド・ラビーユ・ギアール

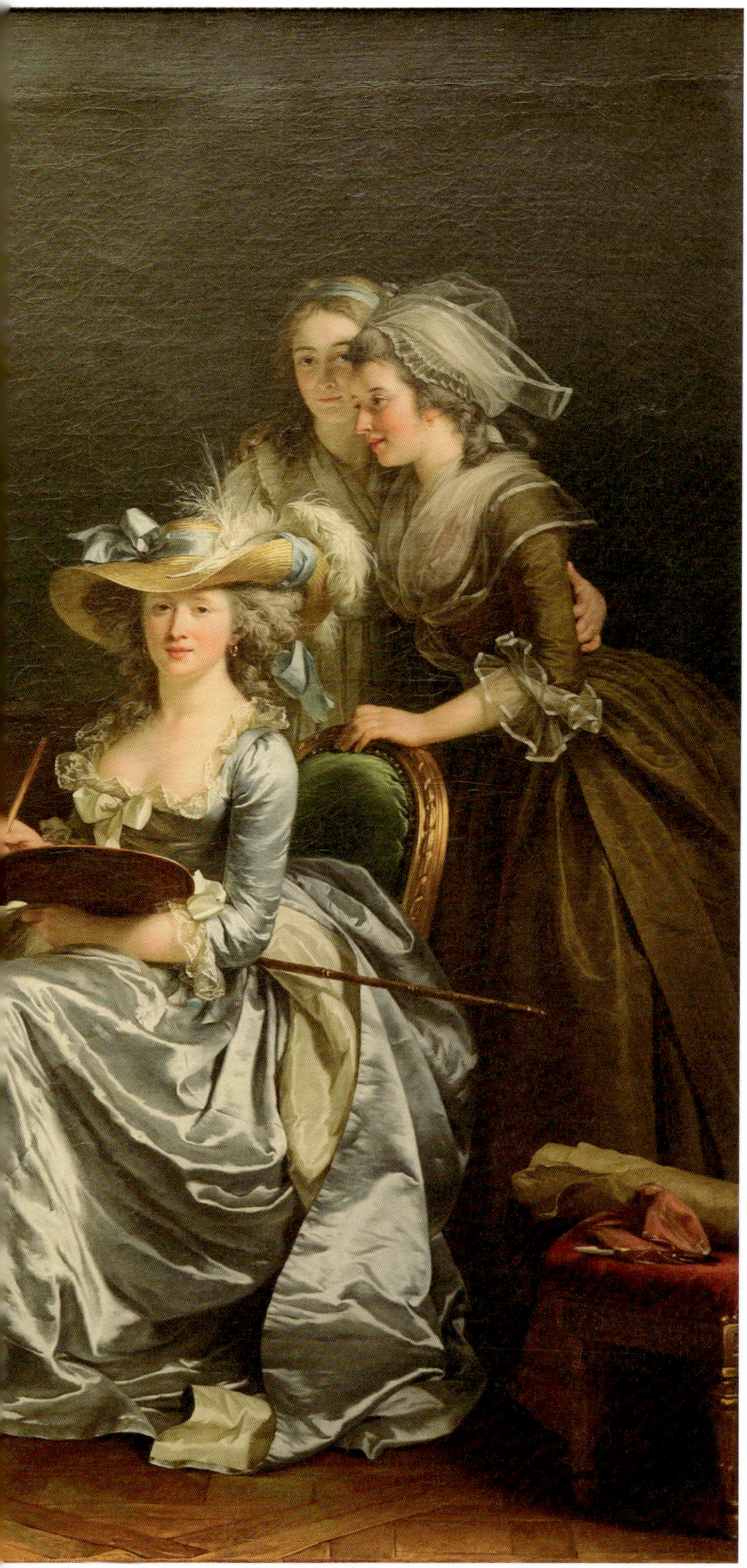

中央にいる女性の顔に視点を置いて、10 秒間、絵全体を眺めてください。10 秒間絵を見たら次のページのトレーニング **1.2.3** に挑戦しましょう。

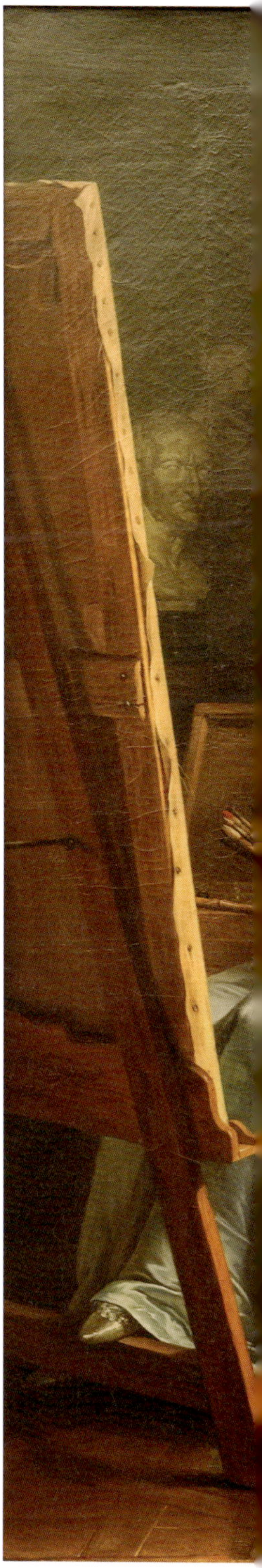

【この名画の話】

アデライドはフランスの肖像画家。この作品は、アデライドがアカデミー入りした2年後に描かれたといわれています。画面の人物を理想化したり、美化することなく、丁寧に表現する作風がこの作品からもわかります。

1

視野拡大トレーニング　左にある絵を見ずに答えてください

①中央にいる女性（ギアール）の後方に立っている2人の弟子は、どちらも正面を向いていましたか？
②ギアールのパレットの上に、筆は何本ありましたか？
③右下にある椅子の座面は何色だったでしょうか？

答えは左の絵の下にあります。もしひとつもわからなければ、毎日何回でも、10秒間絵を眺めたのちに目をつぶり、頭の中で絵を再現するトレーニングに取り組んでください。

2

6つの眼筋トレーニング　その1

左にある絵の上に描かれている線をスタートからゴールまで、できるだけ早く目線だけでなぞってください。最初の目標時間は30秒。これが達成できたら、25秒、20秒……と目標時間を短くしていきます。

3

6つの眼筋トレーニング　その2

2のトレーニングでなぞった線を頭の中にイメージして、前のページ（60～61ページ）の絵を使い、線の軌道をできるだけ早く視線でなぞります。60～61ページの絵にはもちろん、線は描かれていませんので、記憶を頼りに可能な限り早く、視線でなぞってください。眼筋トレーニングは視線を動かすスピードが生命線ですから、多少の狂いは気にしないで大丈夫です。このトレーニングは記憶力強化にもなります。

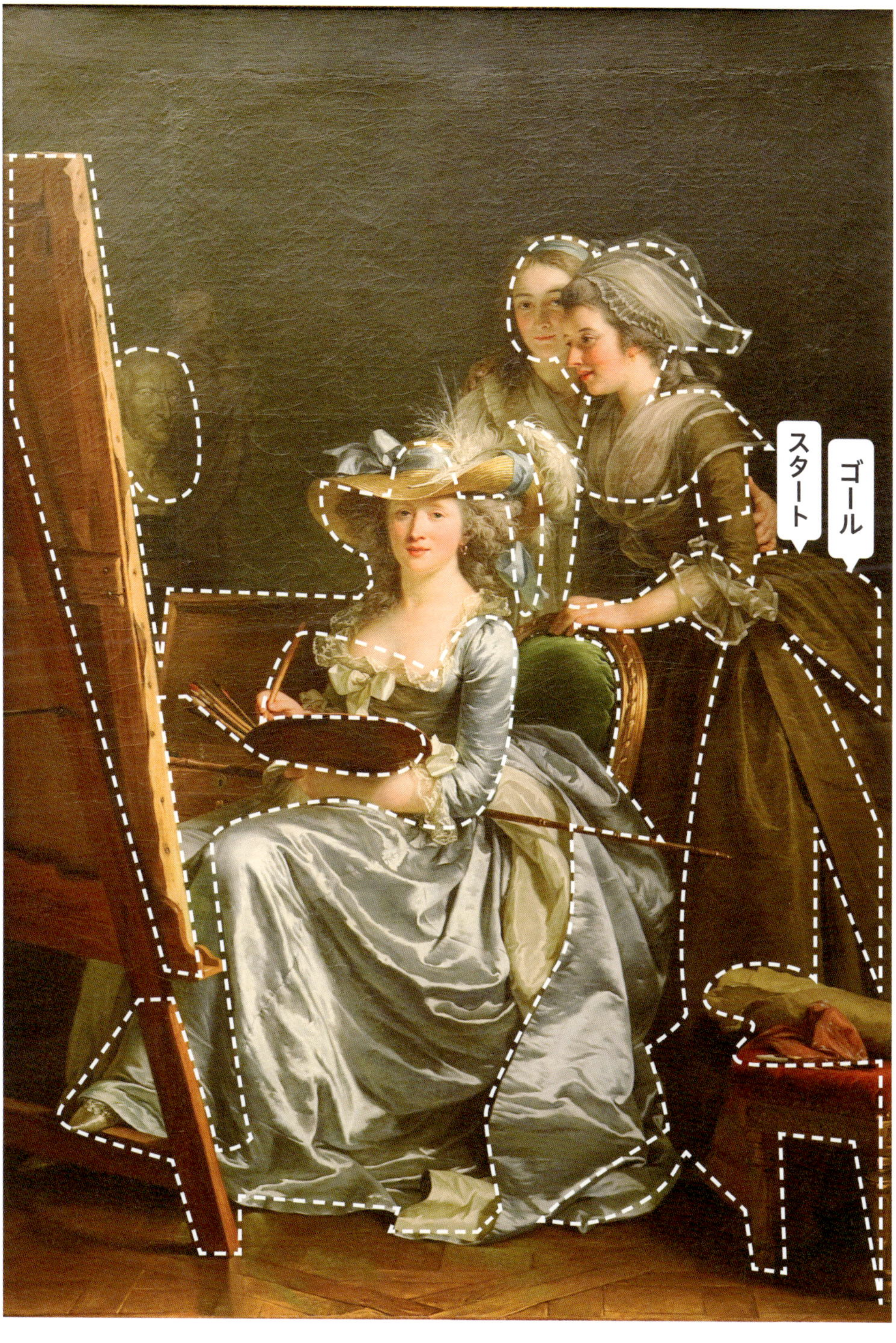

視野拡大トレーニングの答え　「①違う、②5本、③赤色」

Training
6つの眼筋
&視野拡大
トレーニング
2

「舞台稽古」
エドガー・ドガ

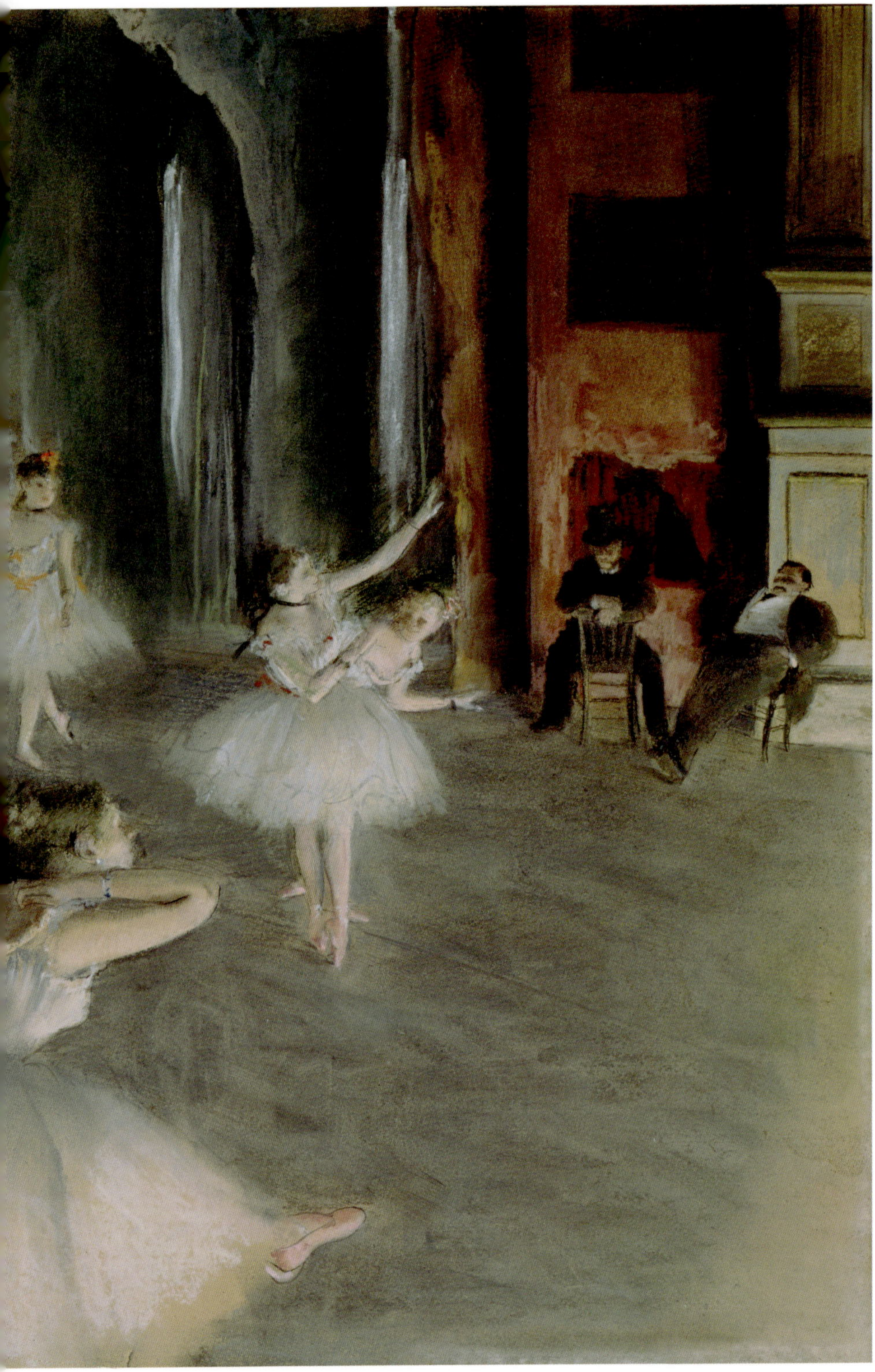

絵の中央辺りに視点を置いて、10 秒間、絵全体を眺めてください。10 秒間絵を見たら次のページのトレーニング **1.2.3** に挑戦しましょう。

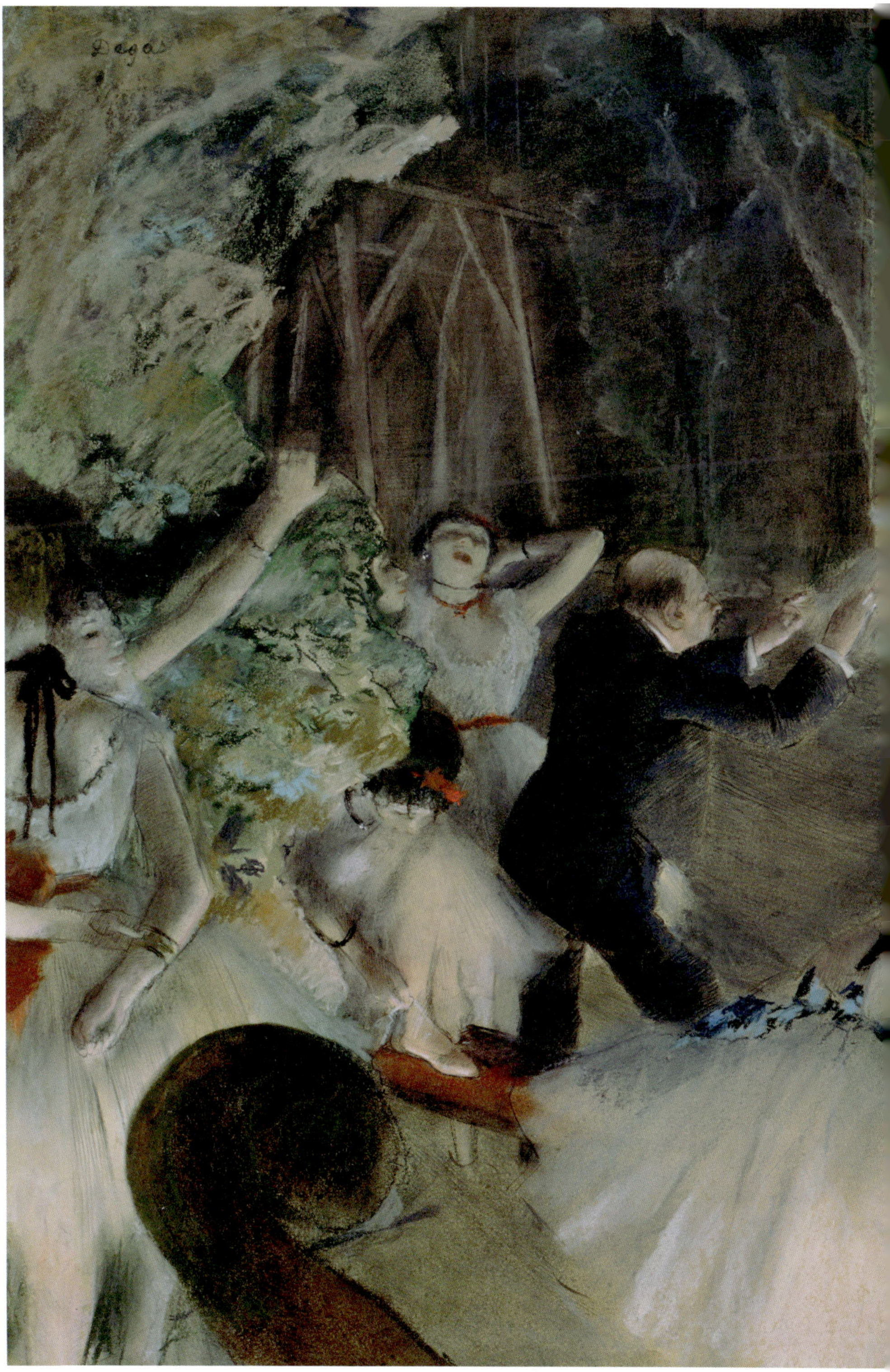

【この名画の話】
フランスの印象派の画家エドガー・ドガが描いた『舞台稽古』。ドガの作品には本作品のようにバレエやダンサーを扱ったものが多く、楽屋や練習風景、舞台袖といった一般人では出入りできない場所での場面を描いています。

1

視野拡大トレーニング　左にある絵を見ずに答えてください

①右端に座っているのは、男の人でしたか？　女の人でしたか？
②絵画の中に男の人は何人登場していますか？
③左端に立っている後姿の少女の首に巻かれているリボンの色は何色でしたか？

答えは左の絵の下にあります。もしひとつもわからなければ、毎日何回でも、10秒間絵を眺めたのちに目をつぶり、頭の中で絵を再現するトレーニングに取り組んでください。

2

6つの眼筋トレーニング　その1

左にある絵の上に描かれている線をスタートからゴールまで、できるだけ早く目線だけでなぞってください。最初の目標時間は30秒。これが達成できたら、25秒、20秒……と目標時間を短くしていきます。

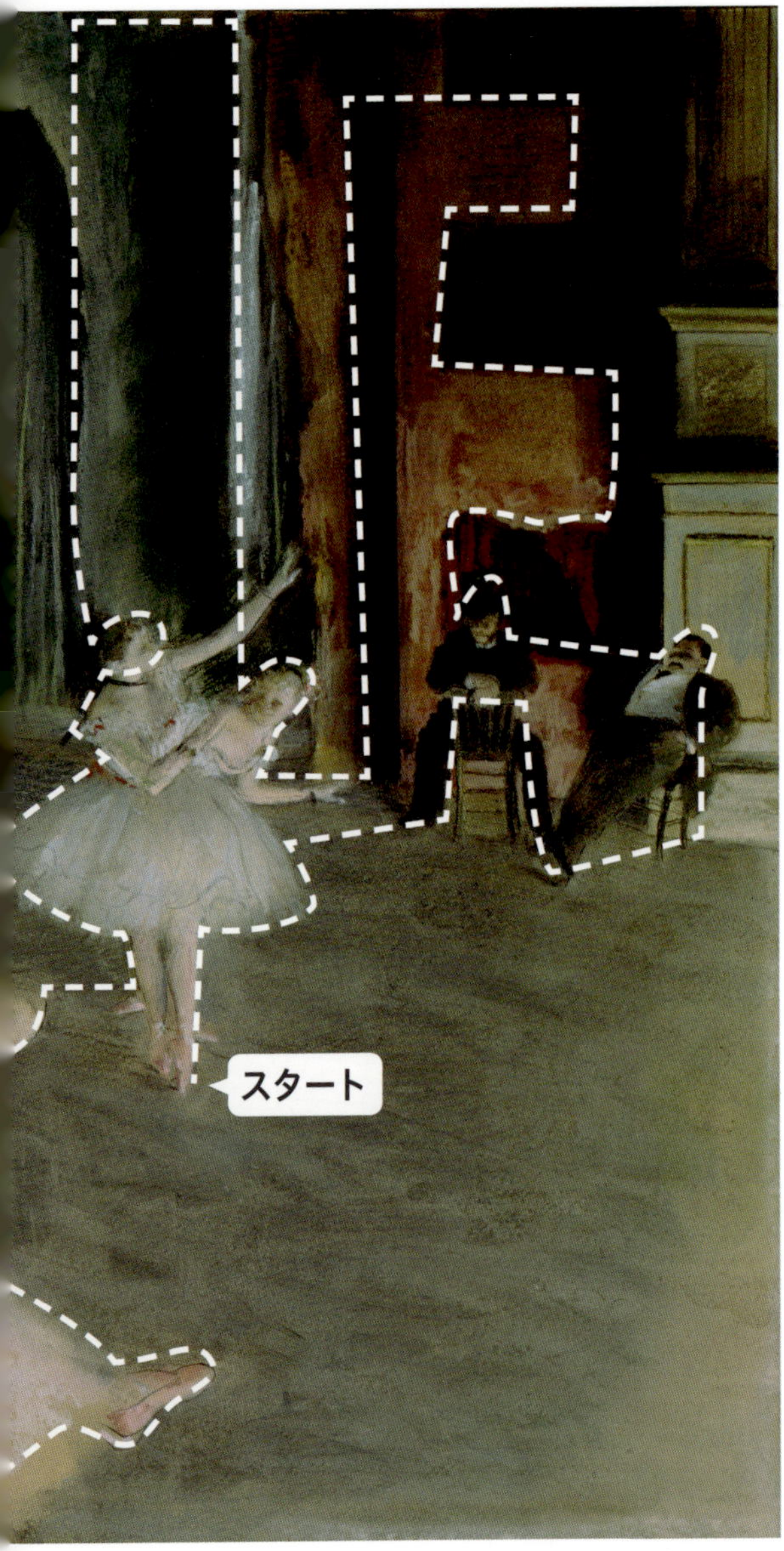

3

6つの眼筋トレーニング その2

2のトレーニングでなぞった線を頭の中にイメージして、前のページ（64〜65ページ）の絵を使い、線の軌道をできるだけ早く視線でなぞります。64〜65ページの絵にはもちろん、線は描かれていませんので、記憶を頼りに可能な限り早く、視線でなぞってください。多少の狂いは気にしないで大丈夫です。このトレーニングで記憶力も強化できます。

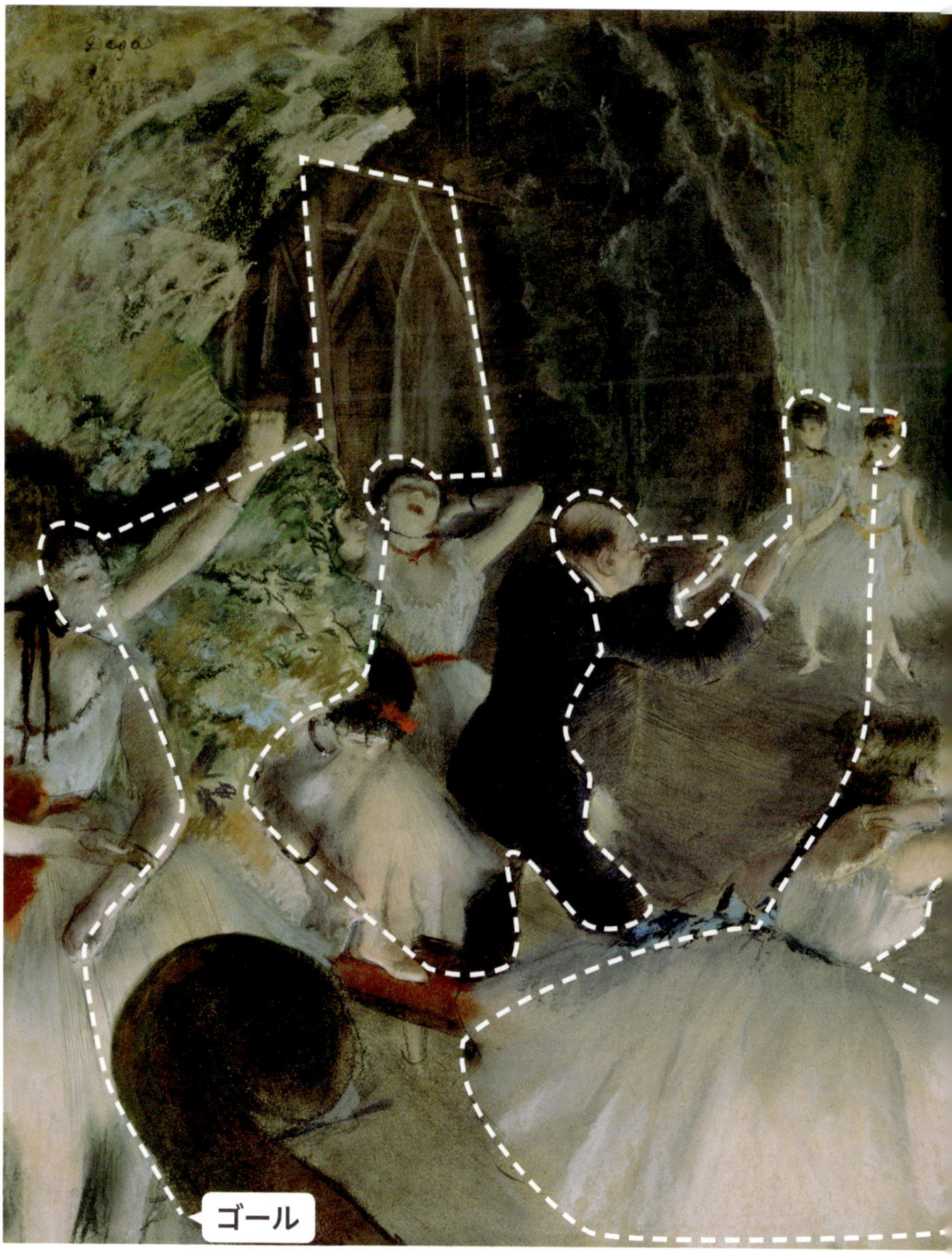

視野拡大トレーニングの答え　「①男の人、②3人、③黒色」

Training
6つの眼筋
&視野拡大
トレーニング
3

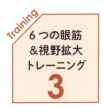

「聖ゲオルギウス市警備隊の士官たちの晩餐」
フランス・ハルス

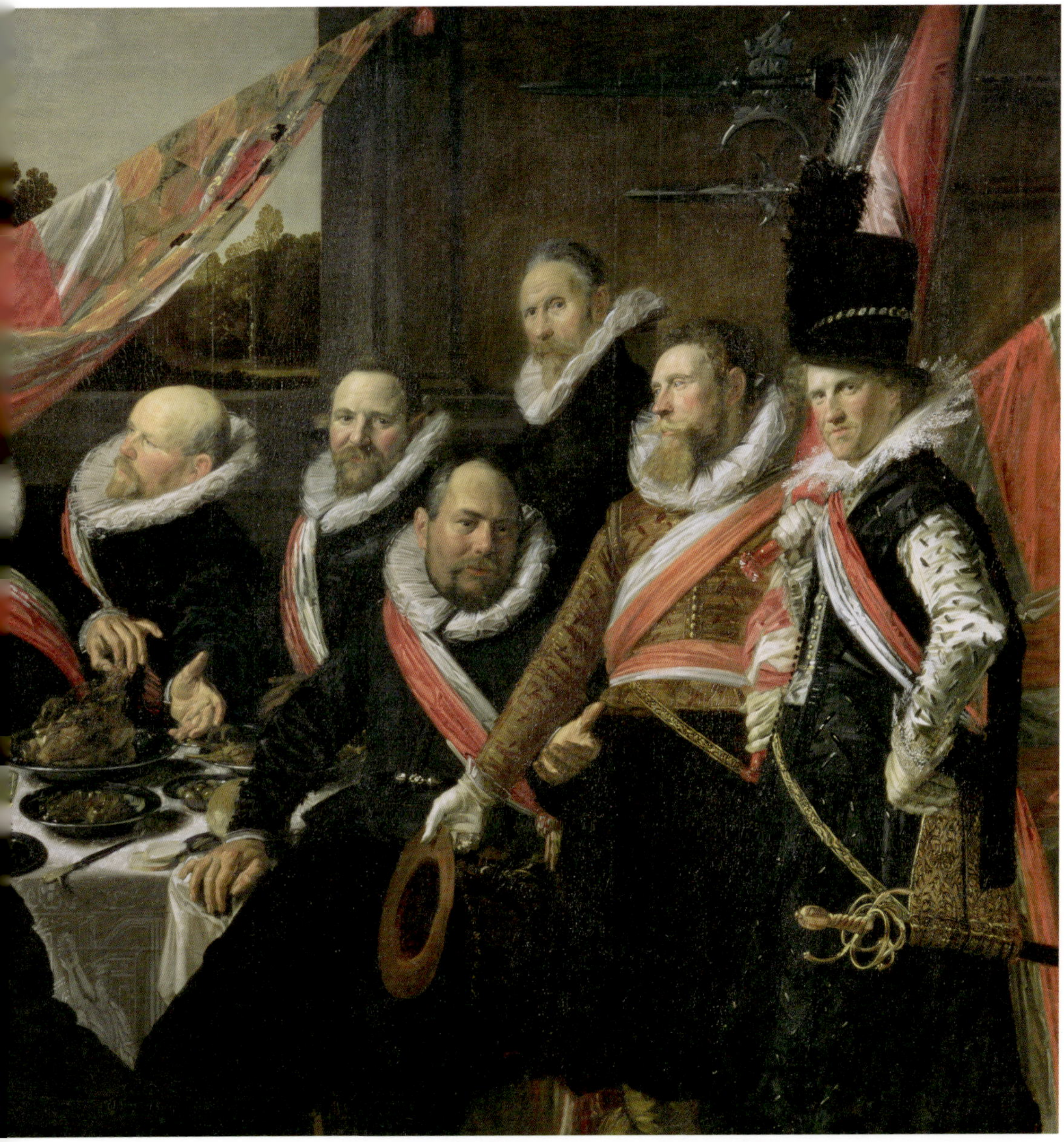

中心の右手にナイフを持っている人物に視点を置いて、10 秒間絵全体を眺めてください。10 秒間絵を見たら次のページのトレーニング **1.2.3** に挑戦しましょう。

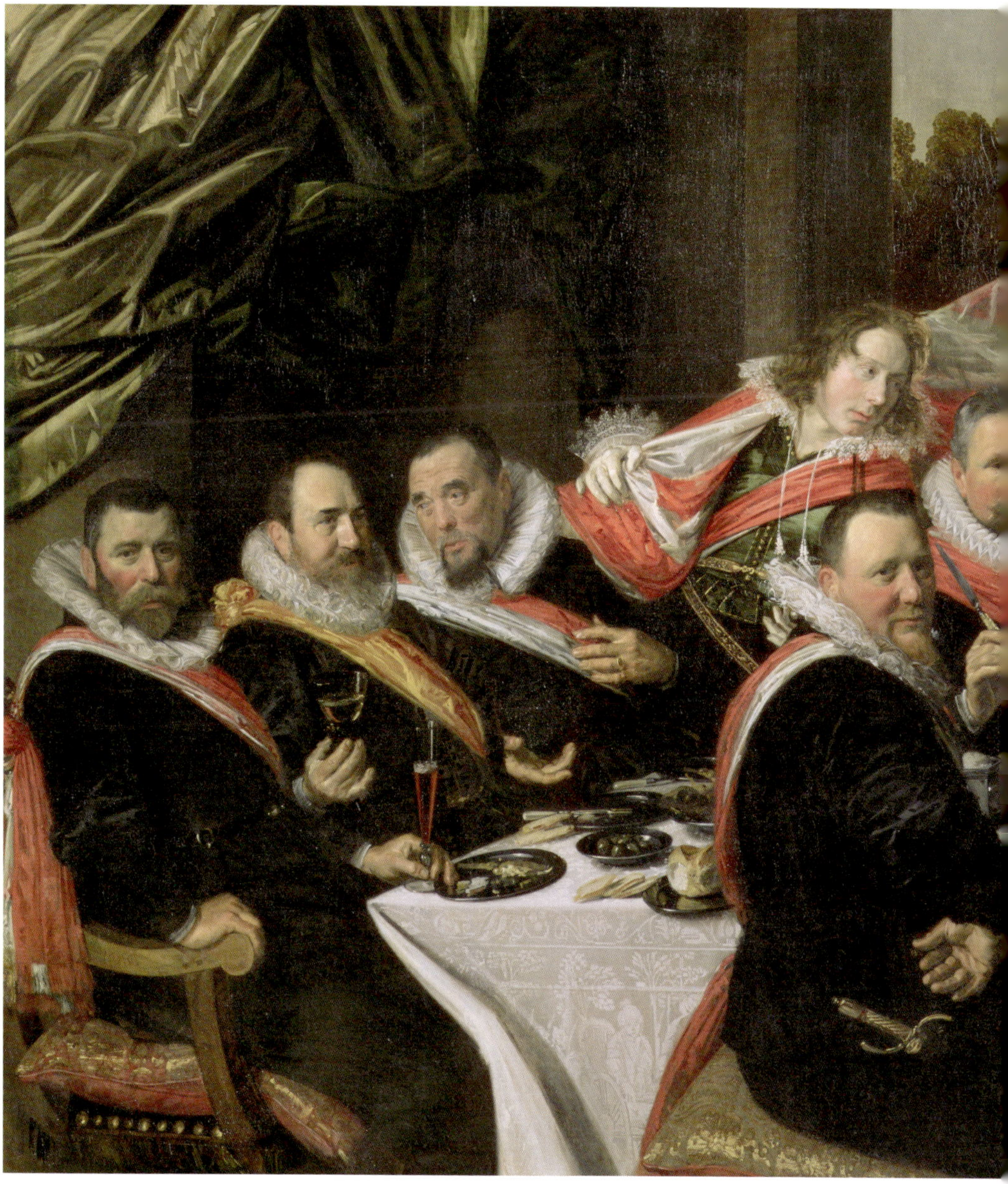

【この名画の話】

17世紀のオランダで活躍したフランス・ハルスが1616年に描いた作品。ハルスの作品にはハールレムの住人を描いた肖像画が多く、人々の生き生きとした表情を捉える描写力に定評があります。

1

視野拡大トレーニング

左にある絵を見ずに答えてください

①絵画に描かれている人物は合計何人ですか？
②後ろにある窓からは何が見えますか？
③左端に座っている人が、手に持っているものは何ですか？

答えは左の絵の下にあります。もしひとつもわからなければ、毎日何回でも、10秒間絵を眺めたのちに目をつぶり、頭の中で絵を再現するトレーニングに取り組んでください。

2

6つの眼筋トレーニング

その1

左にある絵の上に描かれている線をスタートからゴールまで、できるだけ早く目線だけでなぞってください。最初の目標時間は30秒。これが達成できたら、25秒、20秒……と目標時間を短くしていきます。

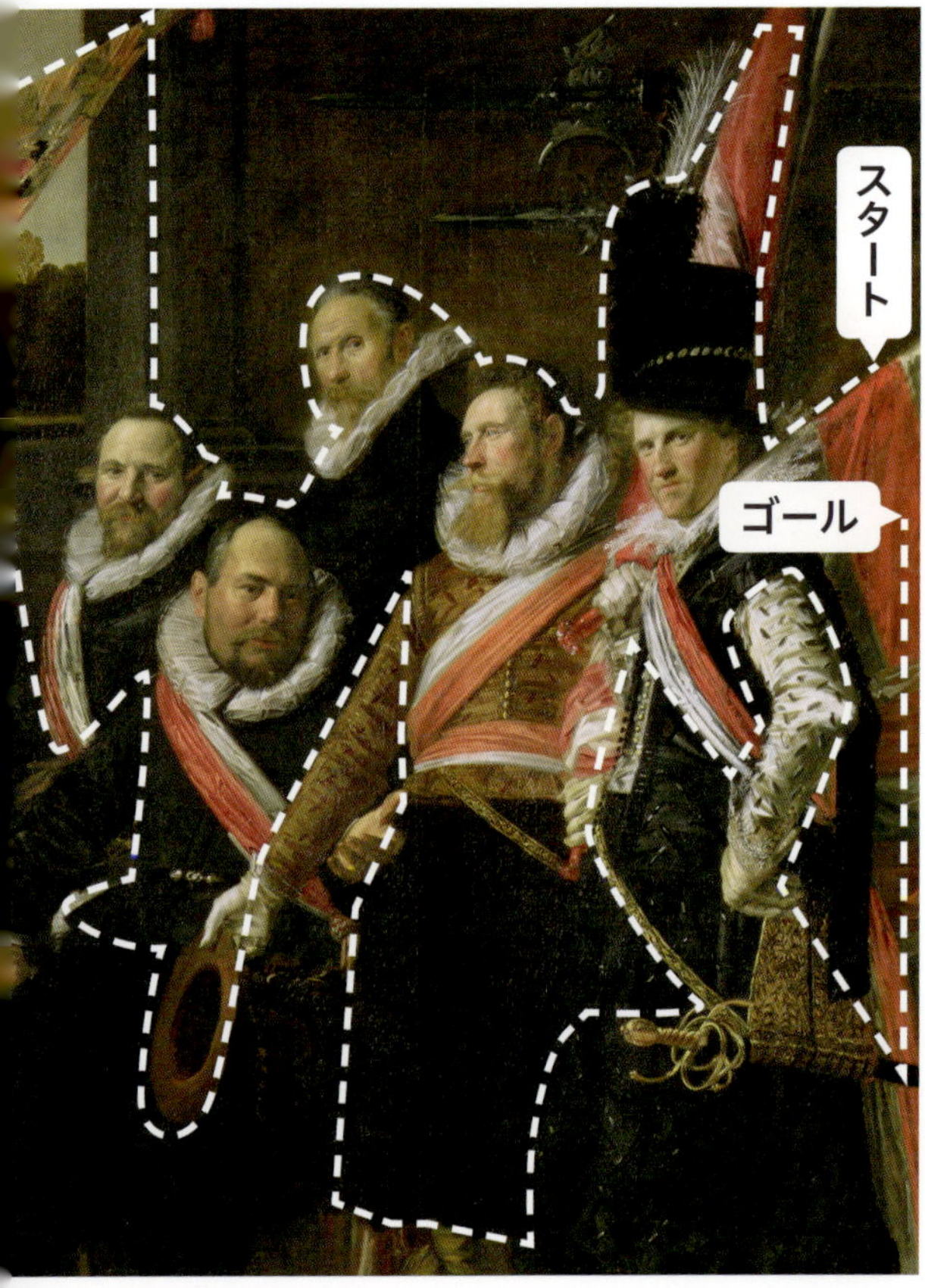

3

6つの眼筋トレーニング その2

2のトレーニングでなぞった線を頭の中にイメージして、前のページ（68～69ページ）の絵を使い、線の軌道をできるだけ早く視線でなぞります。68～69ページの絵にはもちろん、線は描かれていませんので、記憶を頼りに可能な限り早く、視線でなぞってください。多少の狂いは気にしないで大丈夫です。頭の中に描いたイメージ画像の線と、実際の線の描かれ方の食い違いにも着目してください。実際の絵画とイメージの絵画のズレを修正していくことで記憶力が強化されます。

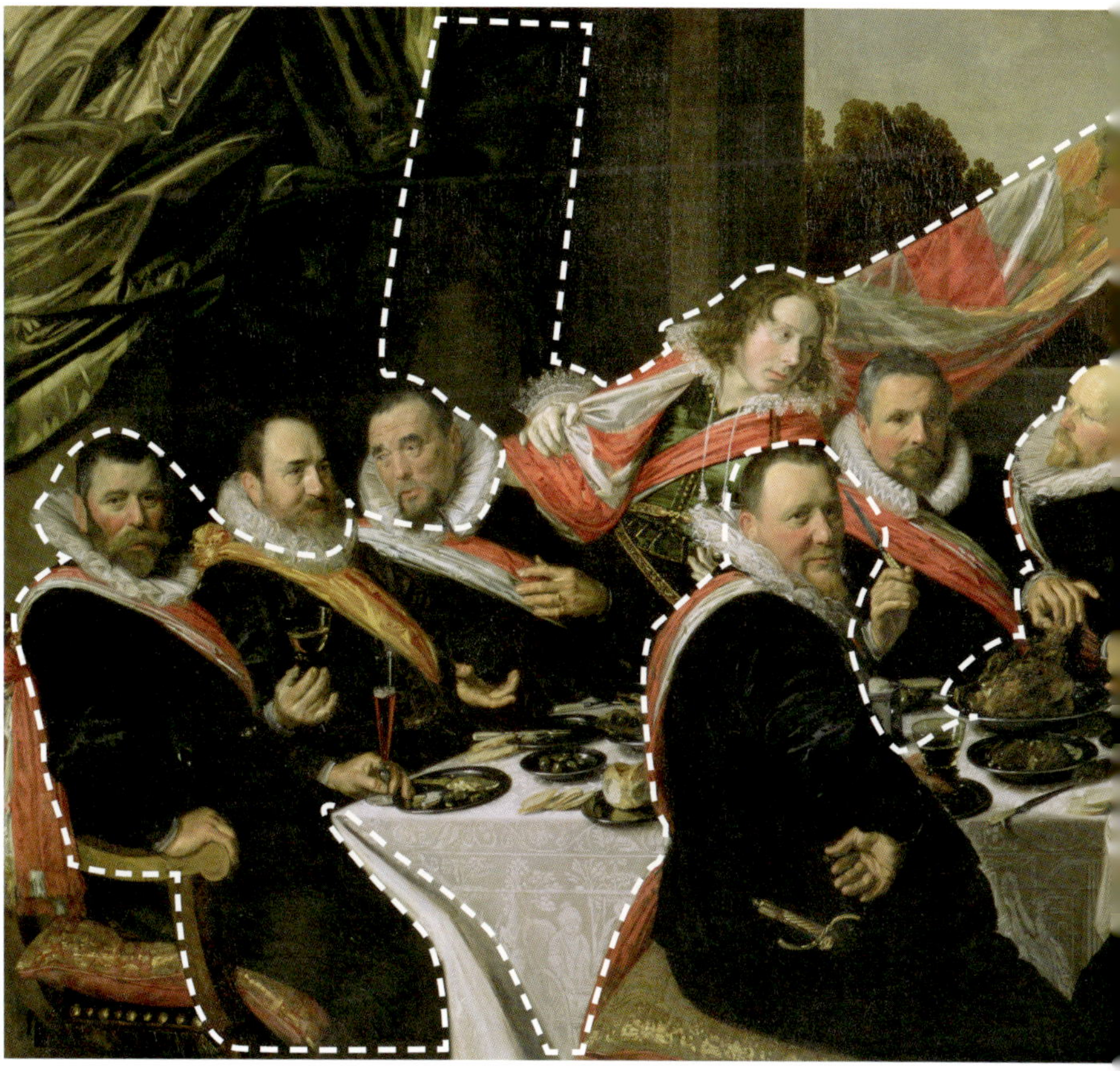

視野拡大トレーニングの答え 「①12人、②木と空、③シャンパングラス」

Training
6つの眼筋
&視野拡大
トレーニング
4

「ブレダの開城」
ディエゴ・ベラスケス

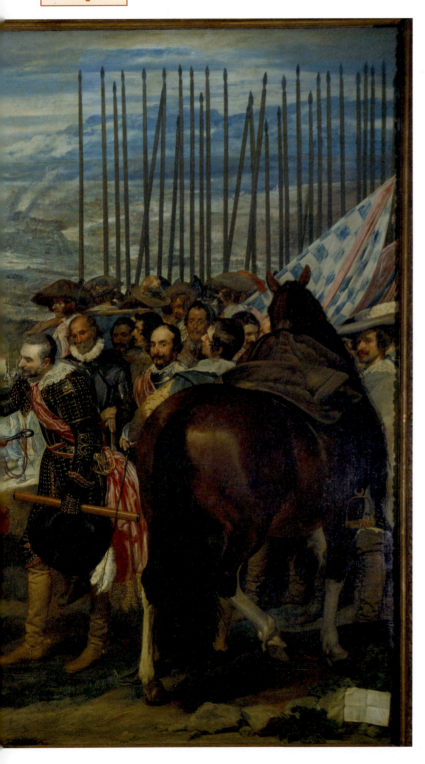

中央の親しげに顔を近づけている２人の人物に視点を置いて10秒間、絵全体を眺めてください。10秒間絵を見たら次のページのトレーニング**1.2.3**に挑戦しましょう。

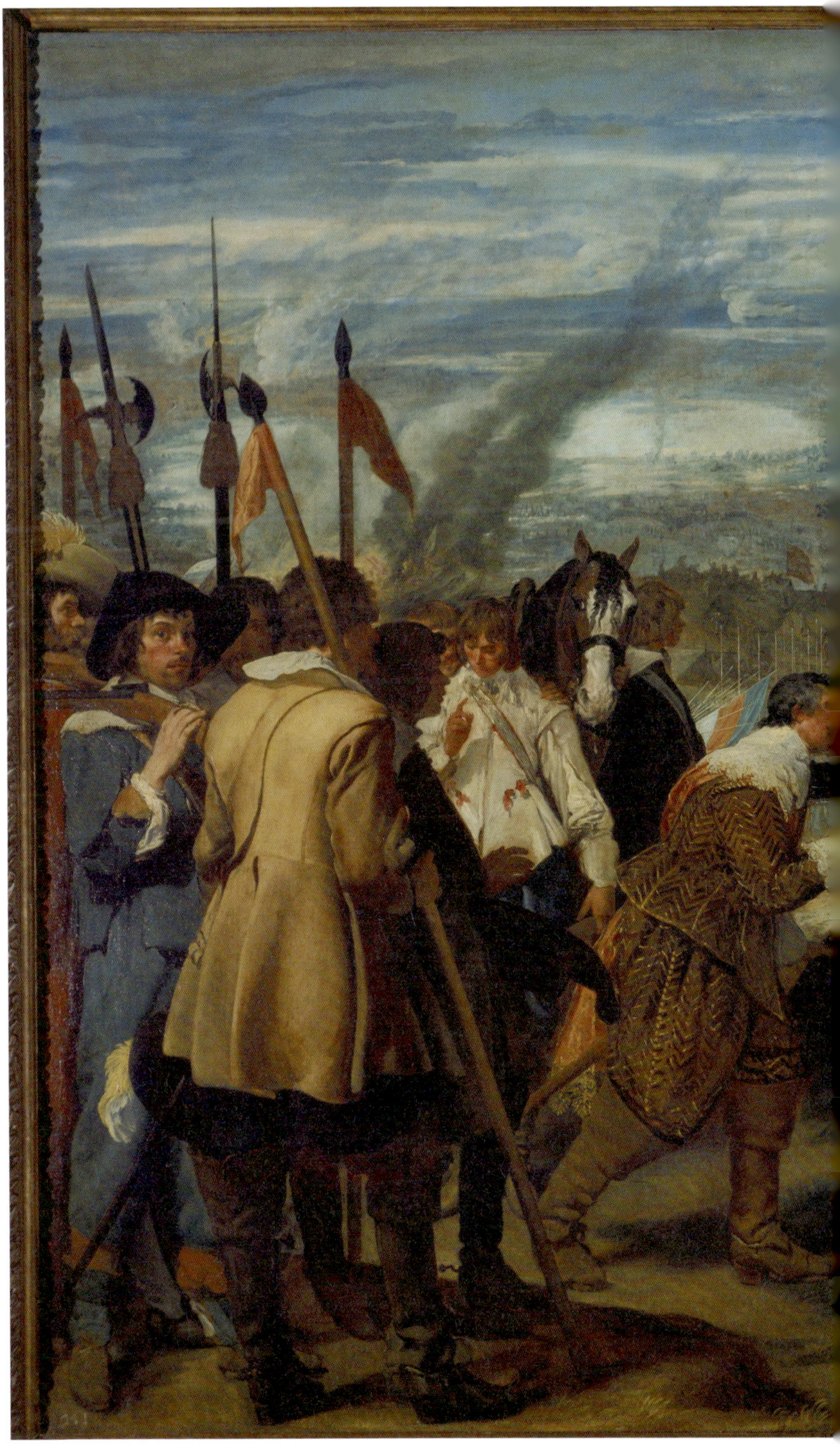

【この名画の話】

スペインの画家ベラスケスが、王の離宮の「諸王国の間」という大ホールを飾るために描いた戦勝画『ブレダの開城』。ブレダは国境線近くにあるオランダの都市。１６２５年のブレダ陥落は、数少ないスペイン軍大勝利のひとつです。

1

視野拡大トレーニング

左にある絵を見ずに答えてください

①絵画の中に鉄砲を持っている人はいましたか？
②絵画の中に馬は何頭登場していましたか？
③絵の右側に槍は30本以上ありましたか？

答えは左の絵の下にあります。もしひとつもわからなければ、毎日何回でも、10秒間絵を眺めたのちに目をつぶり、頭の中で絵を再現するトレーニングに取り組んでください。

2

6つの眼筋トレーニング その1

左にある絵の上に描かれている線をスタートからゴールまで、できるだけ早く目線だけでなぞってください。最初の目標時間は1分30秒。これが達成できたら、1分25秒、1分20秒……と目標時間を短くしていきます。

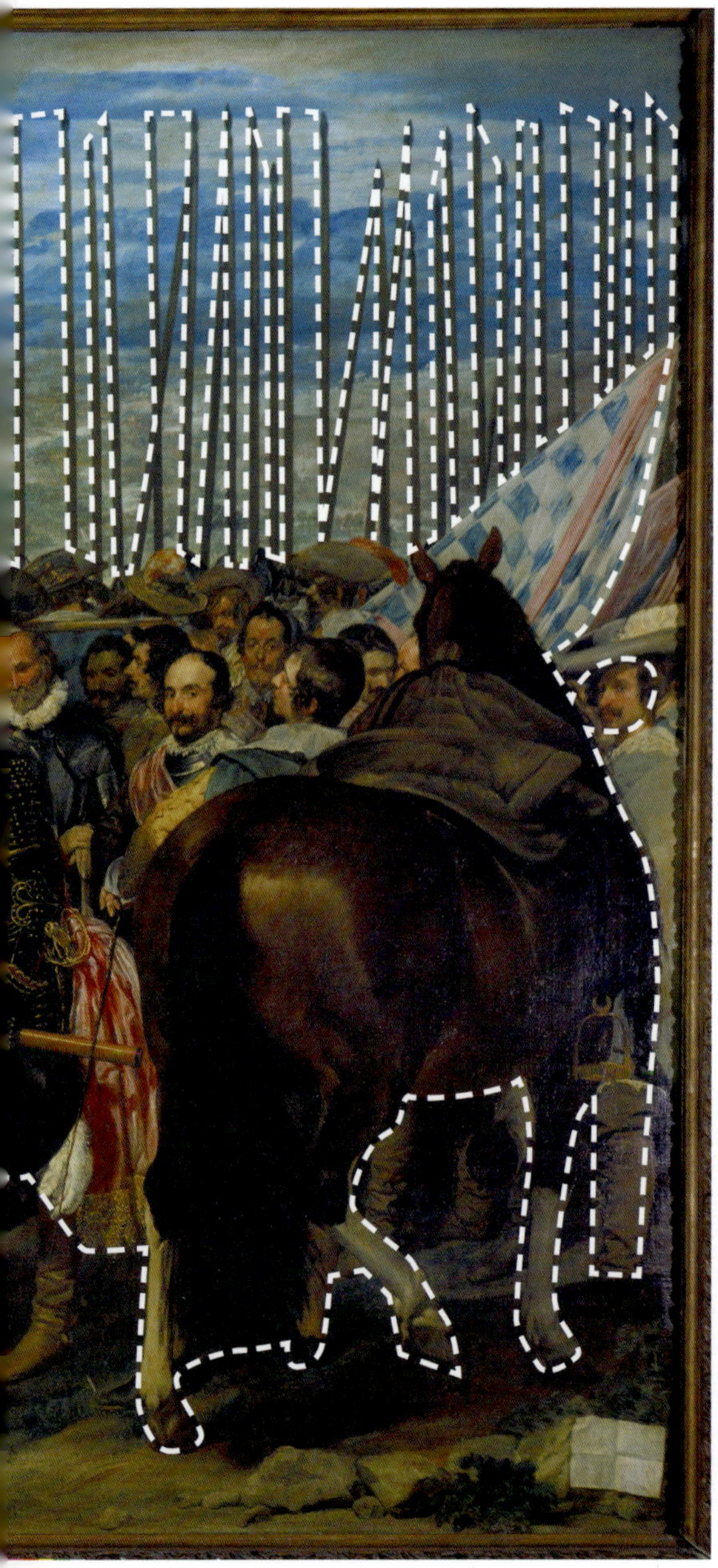

3

6つの眼筋トレーニング その2のトレーニングでなぞった線を頭の中にイメージして、前のページ（72〜73ページ）の絵を使い、線の軌道をできるだけ早く視線でなぞります。72〜73ページの絵には、もちろん、線は描かれていませんので、記憶を頼りに可能な限り早く、視線でなぞってください。多少の狂いは気にしないで大丈夫です。このトレーニングは記憶力強化にもなります。

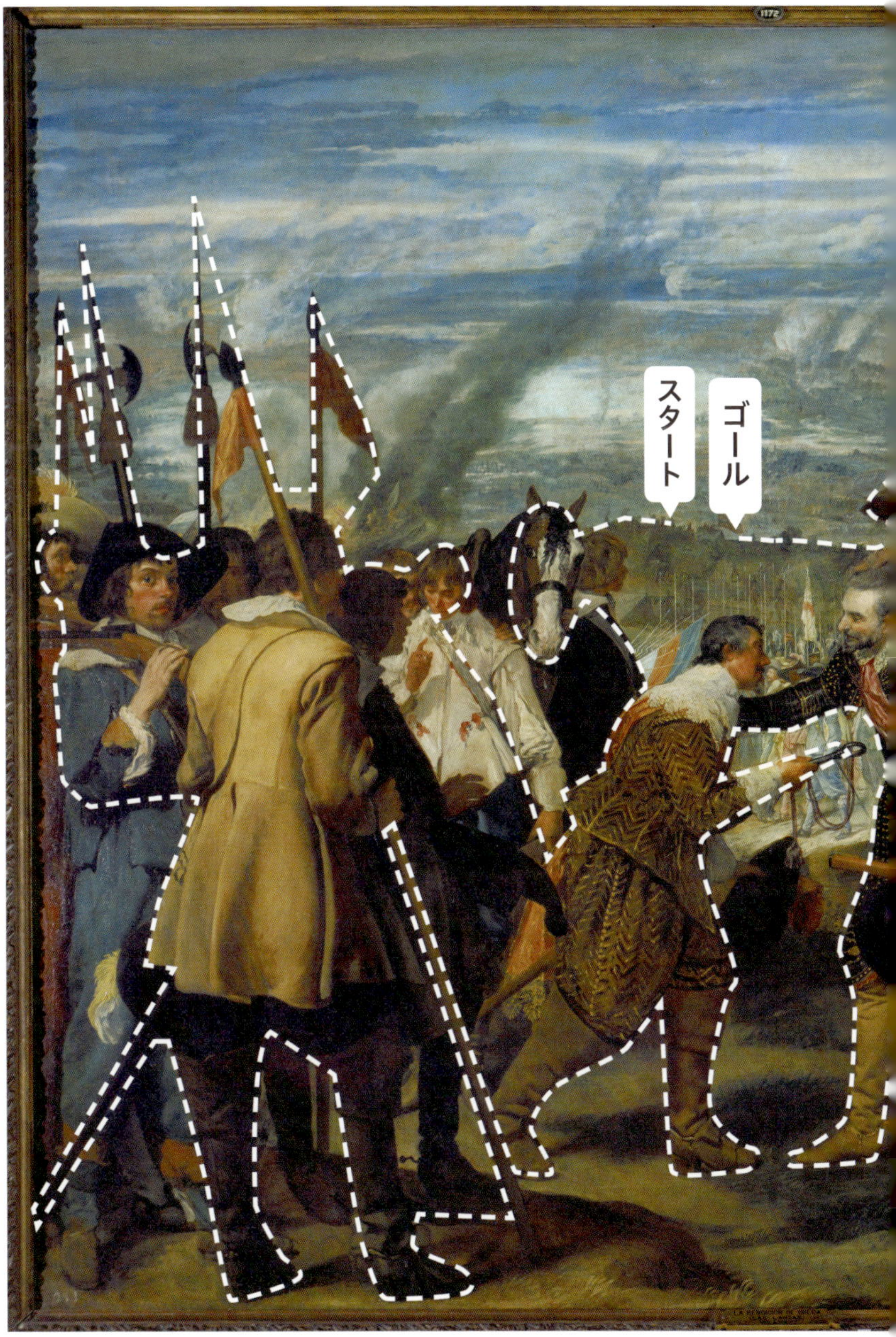

視野拡大トレーニングの答え　「①いる、②2頭、③ない」

Training
6つの眼筋
&視野拡大
トレーニング
5

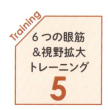

「ナポレオン1世の戴冠式」
ジャック=ルイ・ダヴィッド

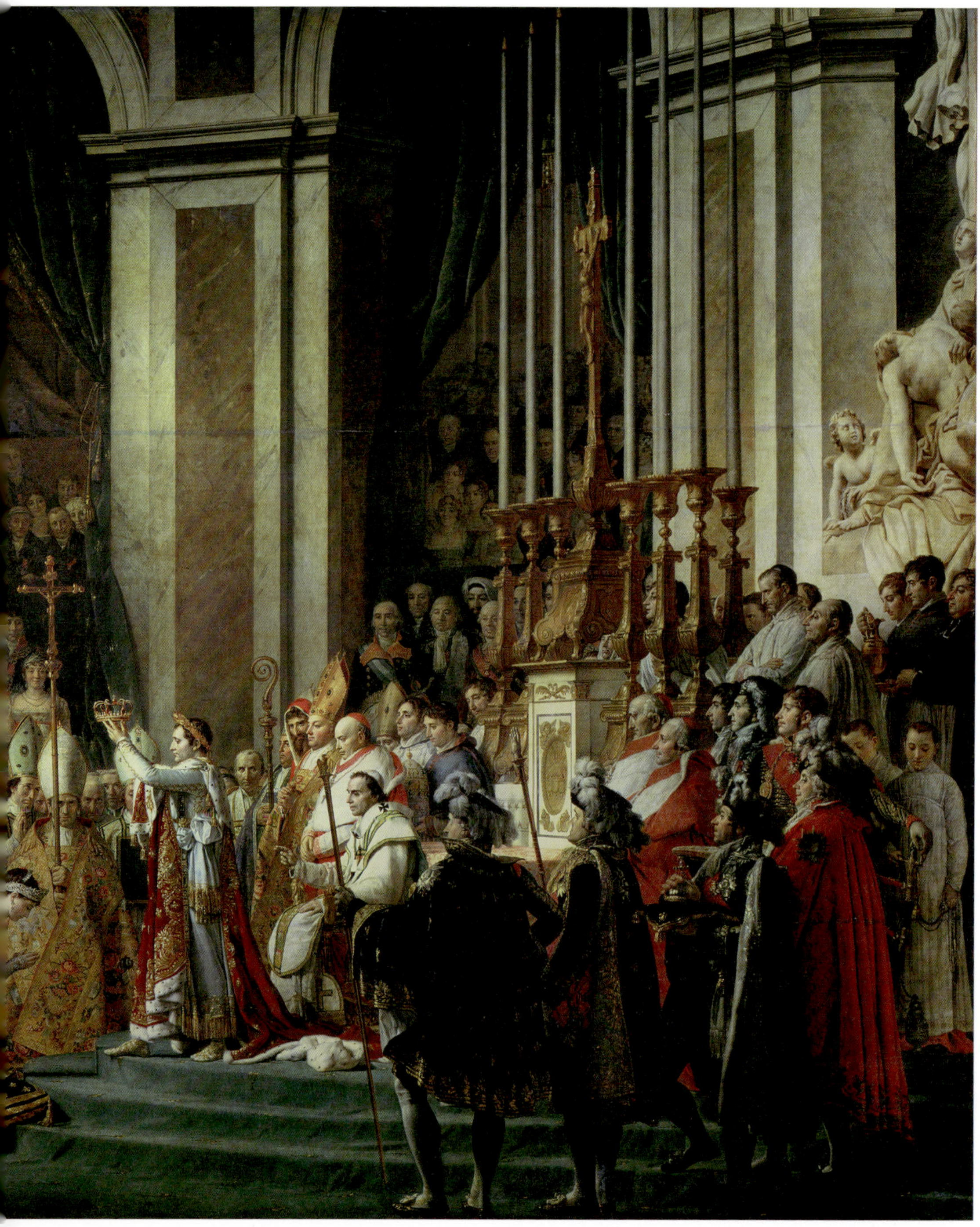

中心の今まさに戴冠を受けようとしている皇妃ジョゼフィーヌの頭辺りに視点を置いて、10 秒間絵全体を眺めてください。10 秒間絵を見たら次のページのトレーニング **1.2.3** に挑戦しましょう。

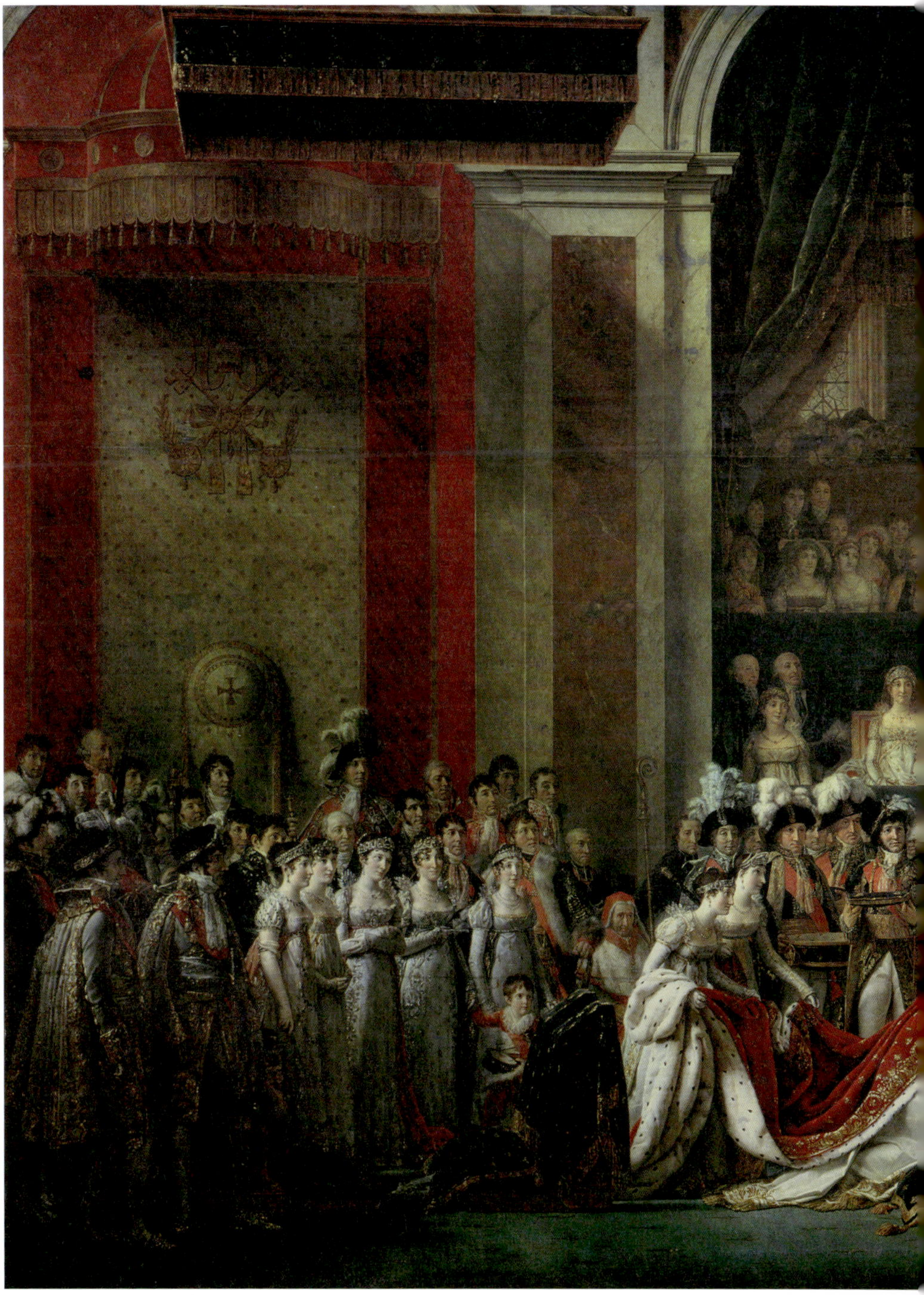

【この名画の話】
1807年に描かれた『ナポレオン一世の戴冠式』は、ルーブル美術館に所蔵されています。この絵画を描いたジャック=ルイ・ダヴィッドはナポレオン一世の首席画家でありながら、国民公会議員も務めました。

1

視野拡大トレーニング

左にある絵を見ずに答えてください

①絵画には70人以上の人が描かれていましたか？
②皇妃ジョゼフィーヌのドレスの裾を持っている女性は帽子をかぶっていましたか？
③左側の壁に紋章は描かれていましたか？

答えは左の絵の下にあります。もしひとつもわからなければ、毎日何回でも、10秒間絵を眺めたのちに目をつぶり、頭の中で絵を再現するトレーニングに取り組んでください。

2

6つの眼筋トレーニング その1

左にある絵の上に描かれている線をスタートからゴールまで、できるだけ早く目線だけでなぞってください。最初の目標時間は1分。これが達成できたら、55秒、50秒……と目標時間を短くしていきます。

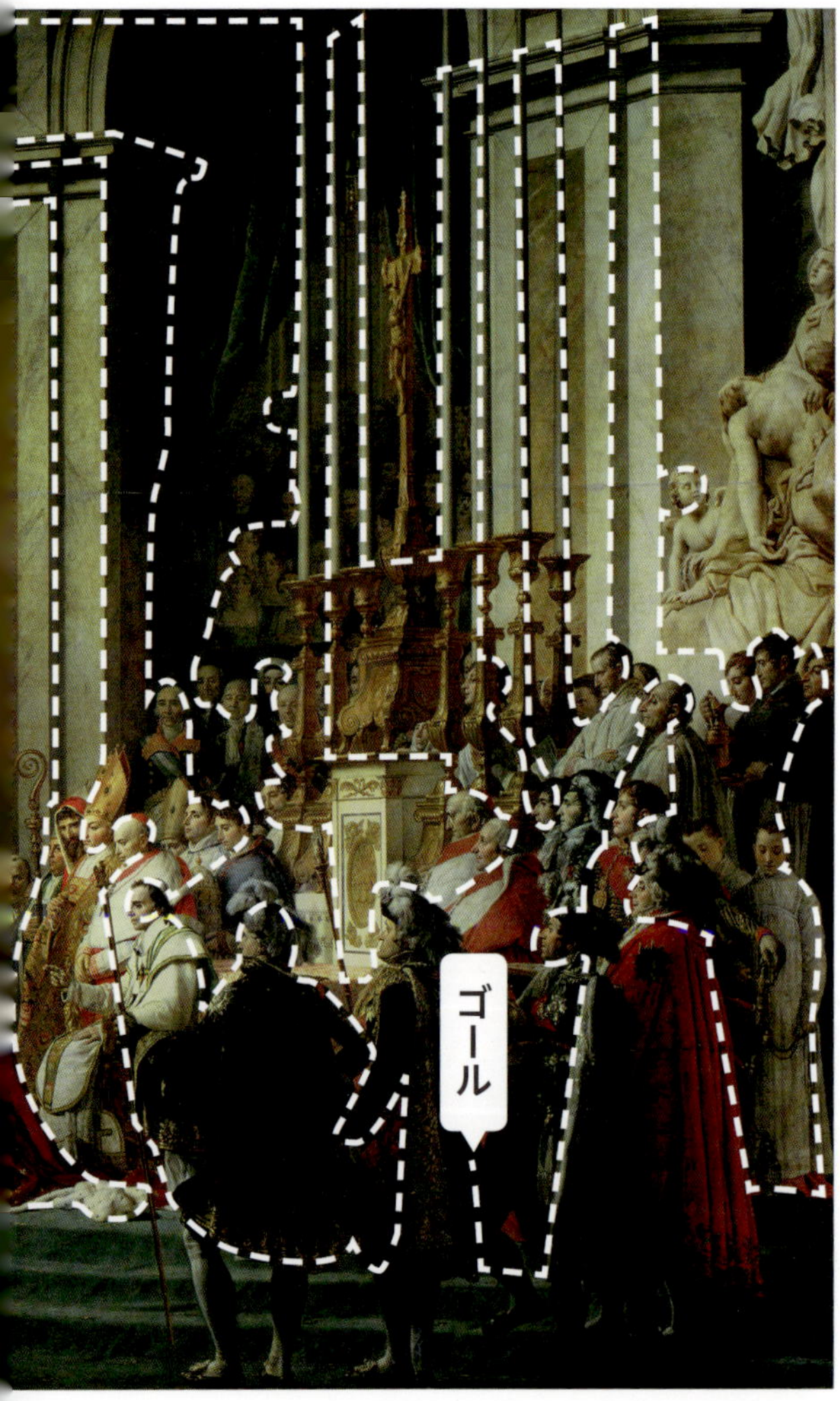

3

6つの眼筋トレーニング その2

2のトレーニングでなぞった線を頭の中にイメージして、前のページ（76〜77ページ）の絵を使い、線の軌道をできるだけ早く視線でなぞります。76〜77ページの絵にはもちろん、線は描かれていませんので、記憶を頼りに可能な限り早く、視線でなぞってください。多少の狂いは気にしないで大丈夫です。頭の中に描いたイメージ画像の線と、実際の線の描かれ方の食い違いにも着目してください。実際の絵画とイメージの絵画のズレを修正していくことで記憶力が強化されます。

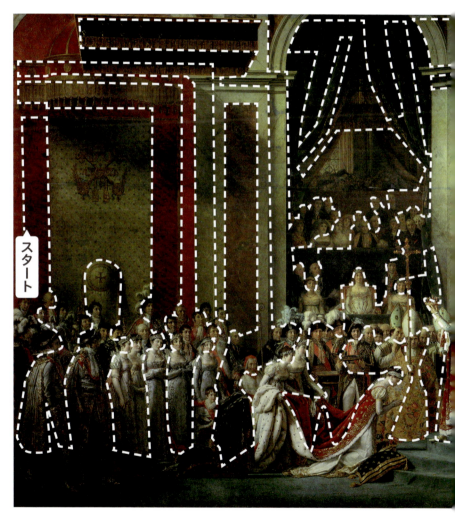

視野拡大トレーニングの答え
「①描かれている、②かぶっていない、③描かれている」

◆著者紹介◆

若桜木虔〈わかさきけん〉

1947年静岡県生まれ。東京大学大学院生物系博士課程（遺伝学専攻）修了。速読法の指導をしているときに、多くの生徒の視力が向上していることに気づき、「視力回復トレーニング」の理論をまとめ、その効果を伝えている。専門であった遺伝学の知識を生かし、医学・遺伝学・健康法に関する著書を多く執筆した実績を持つ。
また、作家としても活躍。筆名を使い分けて800冊以上の著作がある。作家の養成にも力をそそいでおり、読売文化センター町田、NHK文化センター町田にて小説家養成講座の講師を務める。代表的な著書に『1日1回！　見るだけで「老眼」はどんどんよくなる』『たった10秒!「視力復活」眼筋トレーニング 決定版』（どちらも小社）などがある。

1日《にち》1回《かい》見《み》るだけ
目《め》がどんどんよくなる世《せ》界《かい》の名《めい》画《が》

2018年4月15日　第1刷

著　　者　若《わか》桜《さ》木《き》虔《けん》

発 行 者　小澤源太郎

責任編集　株式会社 プライム涌光

電話　編集部　03（3203）2850

発行所　株式会社 青春出版社

東京都新宿区若松町12番1号〒162-0056

振替番号　00190-7-98602

電話　営業部　03（3207）1916

印刷　大日本印刷　　製本　フォーネット社

万一、落丁、乱丁がありました節は、お取りかえします。

ISBN978-4-413-11254-3 C0047